ENZYME LEVEL
Determines your health

酵素水平决定健康

江晃荣 著

U0333587

浙江科学技术出版社

图书在版编目（CIP）数据

酵素水平决定健康 / 江晃荣著 . —杭州：浙江科学技术出版社,2015.12
ISBN 978-7-5341-6979-3

Ⅰ.①酵… Ⅱ.①江… Ⅲ.①酶—关系—健康—基本知识 Ⅳ.①R151.2

中国版本图书馆 CIP 数据核字（2015）第 290449 号

鸣谢于娜、刘美芬、张冬妮、严桂梅、包金萍、孙超华、赵赖、韩丹对本书的支持。

书　　名　酵素水平决定健康
著　　者　江晃荣

出版发行　浙江科学技术出版社
　　　　　杭州市体育场路 347 号　邮政编码：310006
　　　　　办公室电话：0571-85176593
　　　　　销售部电话：0571-85176040
　　　　　网　　址：www.zkpress.com
　　　　　E-mail：zkpress@zkpress.com
排　　版　杭州全全品牌设计有限公司
印　　刷　浙江海虹彩色印务有限公司
经　　销　全国各地新华书店

开　　本　880×1230　1/32　　　　印　张　5.5
字　　数　80 000
版　　次　2015 年 12 月第 1 版　　　印　次　2015 年 12 月第 1 次印刷
书　　号　ISBN 978-7-5341-6979-3　　定　价　39.80 元

责任编辑　王　群　　　　　　　责任印务　徐忠雷
责任校对　安　婉　　　　　　　责任美编　金　晖
特约编辑　胡　晋　帅亦娴　田海维　　封面设计　谢雨晟

推 荐 序

　　酵素一词在中国大陆已经开始"发酵"，尽管对多数人来说还是比较陌生的。但如果用"酶"，凡是有点生物学知识的人都知道；再如果说"酿酒"，几乎每一个成年人都明白。

　　酒就是一种发酵食品，它是由一种酵母菌的微生物分解糖类而产生的。猿猴在水果成熟的季节，会收储大量水果于石头坑洼中，堆积的水果受到自然界的酵母菌作用而发酵，它们比人类更早地享用了酵素食品!

　　据记载，最早的酒是用来治病的，它的前身是"酒醪"——酵素食品。国人善用发酵原理，酒、醋、酱、各种酸菜都是发酵食品，除了绿茶，其他茶类也或多或少都经过发酵。中医虽提倡熟食，但熟食会灭杀酶（即酵素）的活性，而各类发酵食品刚好弥补熟食的不足。

　　生命的存在方式就是新陈代谢，各种食物在体内不断地进行合成与分解，无时无刻不需要酶（即酵素）参与其中，因此没有酵素就没有新陈代谢，也就没有生命。

以果蔬为主的生食是原始人类的饮食方式，因此酵素缺乏的情况可能很少出现。现代人以熟食为主，又加上各种压力、环境污染等诸多因素的影响，酵素缺乏的情况普遍存在，也因此"酵素水平决定健康"的观点基本成立。

　　江晃荣先生是生物化学博士，是中国台湾研究酵素的先驱和权威。本书虽为科普著作，但不失科学的严谨性，对书中的观点，我大部分亦赞同，因此作这个简短推荐序。

浙江农林大学生态旅游与健康促进
研究中心主任、教授

2015年10月1日

　　俞益武教授在任浙江农林大学旅游与健康学院院长期间，创办了中国大陆首个公共事业管理（健康管理）本科专业，现兼任国际自然与森林疗法医学会学术委员、国际亚健康协会专家委员、浙江大学科学技术与产业文化研究中心研究员、江南养生文化研究院学术委员等职。为了突破慢性病康复的难题，俞益武教授综合行为认知学、中医整体理论、现代生理生化学、现代营养学等，根据人的自然属性，创建了"身-心-灵"合一的生态医学模式——"环境-心理-生理"模式，构建了生态康养技术体系，筛选出有效的食疗技术与产品，并开展了生态康养实践，对代谢综合征、各类慢性病等的改善与康复、部分疑难杂症的康养起到了很好的效果。

酵素是现代人
养生保健的圣品

现代人的日常生活离不开科学与技术，几百年来，人们靠着眼见为实的实验，普遍都崇信科学，认为科学是万能的，可以解决一切问题，但事实果真如此吗？

其实科学是有其局限性的，科学的研究是偏狭的。人们虽然不断地追求真理，但宇宙间许多现象仍是现今科学无法解释的。就西方医学而言，这种以药物为主的对抗性医疗是直接用打压的方式对抗病菌及癌细胞，许多人靠西医所谓的标准化治疗流程治病，却也逃不过死神的魔掌。目前已有很多这方面的例子说明由现代科学所衍生的医学其实还有不少盲点。

同时，随着科技的进步，也带来了很多其他问题，比如污染。人类一出生就被各种毒物包围。毒物来源很广泛，包括被污染的空气、被污染的水、药物、不合格的食品、对人体有害的化学合成物等。虽然生物医学近30年来有了新的突破，但难以理解的是为何医学越进步，疾病却越多。100多年前没听说过癌症，50多年前没出现过艾滋病，而近年来有"非典"及埃博拉病毒、新型流感病毒及马尔堡病毒等奇特的疾病和病毒出现。有趣的是，"癌"这个中文字是由三个字组成的，就是品、山及病，我们不妨理解为："加工食品吃得跟山一样多，最后生病便是癌。"

第二次世界大战后，化学工业突飞猛进，尤其是人类所依赖的石油化学工业。石油作为主要能源，除炼制汽油外，也能制造许许多多副产品，知名的塑胶只是其中一种而已。

20世纪70年代兴起了近代生物技术，这些技术结合了化工产业后，又制造出几万种化学与食品用途的添加剂。其中用于食品工业的添加剂与香精就超过1万种，尚且不说合法使用的仅占少数，就是合法的食品添加剂也陆续被发现对人体有害，甚至致癌，正——被停用。也正是由于这些合法与非法的食品添加剂的滥用，导致了世界各地黑心食品事件不断发生。

最近几年，"排毒"这一词相当流行。但为什么生病的人数还是居高不下呢？这是因为只是排除吃进身体的食品毒素是远远不够的，日常生活中许多与饮食有关的烹调用品、洗涤用品、餐具……还有我们日常用的上百种生活物品，几乎都是化学合成的。这些有毒化学物质通过呼吸道和皮肤接触就能快速地被人体吸收，远比食物中添加的毒素更可怕，有些甚至几十秒钟就能通过血液循环到达心脏，连肝脏拦截都来不及。

毒物不断进入人体，身体内免疫功能也随之下降，所以除了排毒外，如何适当提升免疫功能是当务之急。长久以来，科学家们一直在寻找有这种功效的产品，现在终于发现，酵素是人类保健的利器，是现代人绝佳的保健圣品。

由于一般民众对酵素并不了解，所以笔者撰写本书以作教育推广之用。本书能够顺利出版，首先要感谢浙江颜惜商贸有限公司的鼎力协助，他们为本书提供了许多宝贵的关于服用纤丽菓酵素之后的客户反馈资料；同时还要感谢浙江科学技术出版社的出版发行，在此致以十二万分的谢意。

江易秦

序于中国台北
2015年8月1日

目录 / CONTENTS

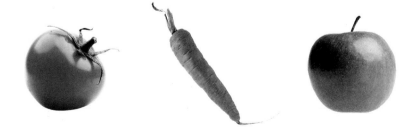

第六章 关于酵素的问与答　　159

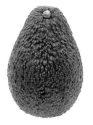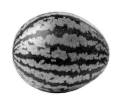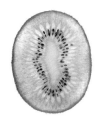

第一章

酵素是生命
的原动力

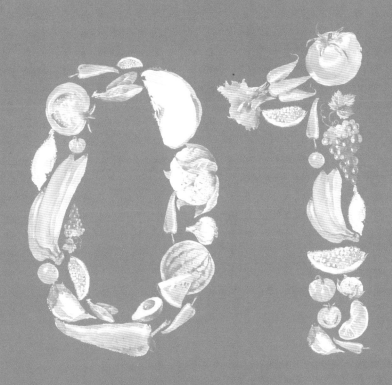

生命的续存需要酵素

人的身体状况是被体内什么物质所影响的呢？

人为何会罹患疾病呢？

你大概不知道，具有这么深远影响的物质便是酵素，甚至可以说酵素决定了人寿命的长短。

酵素（enzyme）是生物细胞中各种酶的统称，所以酵素又称为酶，是一种生物催化剂。在人体中，有无数不同类型的酵素，负责体内各种化学变化，并在一天24小时中不停地运转，如食物的消化吸收、手脚的肌肉动作、头脑的思考判断等。人体依靠每天摄取的营养素来维持这些规律性的运作，这就是我们生命活力的来源。如果没有了酵素，这些营养素就无法消化吸收、转变催化，即使我们吃再多的食物，也无法获得营养。

食物从口腔经食管、胃、十二指肠、小肠到大肠，受到四大类酵素——分解蛋白质的酵素、分解纤维素的酵素、分解脂肪的酵素、分解淀粉的酵素的作用，在短时间内被轻易分解成微小的粒子，被人体吸收，转化成能量运送到各个组织器官中。体内若缺乏酵素，吃下的食物就难以消化，无法产生能量，各种"营造工程"便会停顿，时间一久，健康就会每况愈下。

如果说人体像灯泡，那么酵素就像电流，唯有通电之后的灯泡才会发亮。这和汽车借着汽油燃烧、氧化产生能量后才得以发动是一样的道理。与汽油燃烧相同，人体内的营养素也在不断地转换成可利用的热能。不过，生物体内热量的产生比汽油燃烧复杂得多。人类与所有好氧性生物一样，都必须借由呼吸取得氧气，才能将吃下去的营养素氧化，以产生热能。这种借由氧化过程将原料（营养素）转变成能量（热能）的原理，和汽油燃烧的原理相同。

好在人体不会像汽车那样产生高热，只需在常温下，不需任何高压设备就能进行氧化反应，这些都得归功于酵素的作用。借由各种酵素，人体才能安全而顺利地进行复杂的养分氧化工程。

除了制造热能之外，酵素还兼具未雨绸缪的热能储备功能。一旦酵素不足，便会引发部分器官新陈代谢障碍，各种严重的症状就会陆续出现，生命也就亮起了红灯。所以，想要保持健康的身体，更重要的观念已不再是用什么药治什么病，而是要寻求用什么方法使体内整个新陈代谢正常运行，让各种疾病消失，并无从发生。这个方法除了随时补充酵素外，别无选择！

酵素存在着生命能或称为生命力、生命原动力，如果没有这些生命能，人类充其量不过是一堆化学物质的聚集而已。酵素越缺乏，人类就越容易老化。也就是说，没有酵素，就没有生命。不仅仅是人类，其他生物体也一样。生命的存在都依赖于酵素的作用。"酵素决定寿命"的说法更是近年来得到证实的令人震撼的研究发现。

酵素不仅是维持生命的根本，更是生命的原形。自然界的植物，从开花、结果到落叶、腐化，以及动物的消化吸收过程，无一不是酵素在发挥作用。如果酵素失常，那么消化、解毒功能都将停止。因此，每一个生命体都应当依其所能维持生命延续的营养需求来补充酵素，方能身心健康，延年益寿。

酵素其实是一种蛋白质

酵素到底是什么？

从构成元素来说，酵素是一种蛋白质，而蛋白质是由氨基酸构成的，因此酵素也就是由氨基酸组成的物质。

蛋白质是人体内除了水之外数量最多的物质。它不但是维持人体健康和活力的重要化合物，也是一切组织发育所必需的物质，比如我们的肌肉、血液、皮肤、头发、指甲、内脏等，都是由蛋白质等物质构成的。

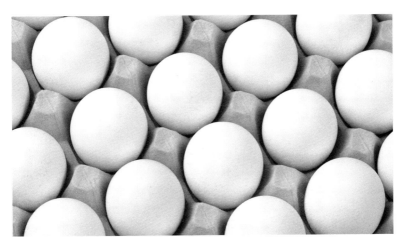

鸡蛋是优质的蛋白质来源之一

17

蛋白质为人体做了哪些事

- 维持生命与促进生长，建造及修补细胞组织。
- 调节生理机能，将氧气提供给体内细胞，进行氧化作用。
- 调节体内渗透压，维持酸碱平衡；抵抗疾病；催化营养物质的消化。
- 构成身体重要的物质。构成细胞，制造或维持生命的物质。
- 供给热能。每千克蛋白质完全氧化后，可产生 4 千卡（1 千卡 ≈ 4.19 千焦）热能。

人体 8 种必需氨基酸，少一个也不行

人体所需的蛋白质有 20 多种，构成这些蛋白质的氨基酸有些人体可制造，而其中 8 种是人体无法制造的，称为必需氨基酸，必须从饮食中摄取。

为了使身体合成蛋白质，所有的必需氨基酸必须同时存在，而且要有一定的比例。就算只是短时间缺少一种氨基酸，其蛋白质的合成也会大幅下降，甚至完全停止。

缺乏蛋白质，病痛就上身

缺乏蛋白质会导致人体组织和发育不正常，头发、

指甲和皮肤尤其容易受影响，并造成肌肉舒缩不良。

儿童的饮食中若缺乏蛋白质，可能导致发育不良；严重缺乏时会罹患蛋白质缺乏综合征，症状包括身心发育障碍、头发失去色素、关节肿大等，甚至会有致命的危险。

成人缺乏蛋白质时，会缺乏体力、精神沮丧、抵抗力弱，受伤和生病时恢复缓慢。

身体处于特殊紧张状态时，会损耗体内蛋白质，例如动手术、失血、受伤、长期卧病等。遇到上述情况，需额外摄取蛋白质，使身体组织能够恢复。

人体每日蛋白质的需要量，会因营养状况、体型和个人活动的不同而有差异。美国国家研究院建议，每千克体重每天需要 0.92 克蛋白质，以维持最佳发育和健康状况。摄取过多的蛋白质，可能反而会造成酵素缺乏，因为蛋白质的消化吸收也会消耗人体的酵素。

如果想知道自己每日蛋白质的需要量，只要把体重（千克数）乘以 0.9，就可以知道大约的数量（所得数以克为单位）。例如，一个体重 50 千克的人，每天大约需要 45 克蛋白质。如果必需氨基酸的摄入量足够，蛋白质的摄取量可酌情减少。

酵素——新陈代谢不可或缺

人体是由大约 60 兆个细胞所组成的，在每一个细胞中均有千百万种酵素，可以说人体到处充满酵素，而酵素有许多种类，数字庞大到几乎是天文数字。

目前酵素是依其特性分类的，然后根据作用对象的不同加以区分，并以作用方式的差异再予以细分，最后根据所有酵素的各自功能大致分为 6 种。

酵素学上将酵素分为 6 种

● 氧化还原酵素 (oxidoreductase)：它所进行的氧化还原反应是人体热量的来源，酵素就是这些过程中不可或缺的催化剂。

● 转移酵素 (transferase)：它的作用为转移反应，是推动氧化还原反应前搬运物质的一种酵素。

● 水解酵素 (hydrolase)：它负责进行加水分解反应。食物加水后便会成为小分子，这种反应就称为加水分解反应。它是利用水分子促进食物中的蛋白质分解，这类酵素也就是熟知的消化酵素。与新陈代谢有关的，除消化酵素外的酵素是代谢酵素。

● 裂解酵素 (lyase)：对于无法加水分解的食物，就必须依靠裂解酵进行分解与合成。

● 异构化酵素 (isomerase)：将葡萄糖转化为果糖的异性化反应需要用到这种酵素。

● 接合酵素 (ligase)：异种分子结合后，产生新分子时（接合反应）需要接合酵素的催化作用。

代谢催化与细胞修补都靠酵素

生命的存在是借着体内成百上千种代谢反应不断地运作而维系着的。当新陈代谢系统发生问题时，人体就会感觉不舒服、疲倦。在新陈代谢的过程中，有一个重要的催生者，那就是"酵素系统"。每一项新陈代谢都有专属的酵素去适应各项新陈代谢的需求。

无论是呼吸、食物的消化与吸收、肌肉运动，还是身体的组织与形成、脑部作用、神经递质的传达等各种生理活动，都需要各种不同作用的代谢酵素相互合作才能完成。

酵素是依靠团体活动完成任务的。除了极少数的例外，大部分酵素活动皆以团体为单位。和其他酵素同伴们通力合作，完成任务，也是酵素最擅长的。多种以单一营养为反应对象的酵素集结后，进行着新陈代谢的生命活动。

消化酵素与代谢酵素的神奇关系

消化吸收离不开酵素

动植物为了维持生命，需要有吸收养分的组织构造。由于动物所摄取的食物主要是分子较大的蛋白质、脂肪、碳水化合物等，所以还需要有消化的构造与功能将这些大分子的食物分解成为小分子养分，并且加以吸收和利用，这个过程称为消化。

消化又可分为化学消化和物理消化两大类。蛋白质分解为氨基酸，脂肪分解为脂肪酸，碳水化合物分解为单糖等，都必须有酵素的参与，这就称为化学消化。另外，为了使吃进去的食物快速进行以上化学消化过程，大多数动物会有特殊的物理消化构造，比如将食物咬碎（磨碎或切碎），以便增加食物和酵素作用的面积，这就称为物理消化。

酵素发挥催化作用促进食物消化，并且将养分由细胞吸收后进入血液中，用来构建肌肉、骨骼、神经等器官。当我们咀嚼米饭时，米饭中的淀粉会被唾液中的淀粉酵素所分解，你会有愈咀嚼愈香甜的感觉，这就是酵素使分解作用加强的结果。此外，胃肠内还有许多帮助营养素消化的消化酵素，可将食物转化为人体易于吸收的物质，被身体充分吸收与利用。

四大食物酵素——分解养分大功臣

酵素在人体内的基本功能是分解与合成作用。从上面我们知道，酵素可将淀粉（如米、面、薯类）分解成单糖，将蛋白质（如鱼、肉）分解成氨基酸，将脂肪（如干酪、牛奶）分解成脂肪酸，从而被细胞吸收利用。

一般认为，食物酵素可分为四大类：

淀粉酶	蛋白酶
（即分解淀粉的酵素）	（即分解蛋白质的酵素）
脂肪酶	纤维酶
（即分解脂肪的酵素）	（即分解纤维素的酵素）

此外，酵素可分为单一酵素及综合酵素两种：

- 单一酵素：表示一种物质只含有一种酵素。

- 复合酵素：是由多种单一酵素合起来的酵素，其作用是多重性的。

酵素水平决定健康

| 酵素的有效性取决于活性 |

当蛋白质变性时，酵素也会失效

凡是蛋白质，受到酸、碱、尿素、有机溶媒、热以及辐射（X 射线或辐射固化）的影响，都会引起蛋白质分子结构破坏，以及生理活性改变，这种现象便称为蛋白质的变性作用。

值得注意的是，变性作用会使蛋白质的功能失去效用，而酵素是蛋白质，所以也是一样的。

酵素最怕热，50℃就变性

酵素是蛋白质的一种，所以在正常情况下是不耐热的，温度过高会破坏酵素的结构，使它丧失功能。

大部分酵素约在 50℃开始发生热变性，温度越高，变性速度越快，活性急速降低。酵素在活性保持稳定时的温度称为"安定领域"或"温度安定领域"。"安定领域"因酵素种类不同而异。

通常酵素在低温状态下比较稳定，大部分酵素在冻结状态时也很稳定，所以可通过冷冻干燥粉末化，将酵素做成冷冻干燥粉末，并冻结其水溶液而长期保存。但水溶液冰冻状态在 -4℃环境中长期保存会逐渐变性，并被微生物污染，遭微生物产生的蛋白酶破坏。另有一些酵素在低温状态下反而会变性，失去活性。

酵素的有效性是以活性为指标的，高温烹煮酵素就会失去活性。所以，酵素制品在运输与储藏过程中要特别注意温度问题。大部分酵素在 70℃时会完全失去活性，但目前也有能耐 100℃以上高温的酵素。因此热稳定酵素在工业生产上相当有利。

酸碱度影响酵素活性，pH 要注意

人体的消化液酸碱值（即 pH）不一，一部分蛋白质的消化在胃里进行，胃会分泌 pH 为 1.5 ~ 2 的盐酸和消化液。当蛋白质和其他食物在胃里被消化后，变成半液态的食糜，再慢慢地通过小肠。酸性的食糜在十二指肠中会被含碳酸氢盐的胰腺分泌物中和，此时 pH 为 7 ～ 8。这个过程很重要，因为胰腺及小肠中的酵素在碱性环境下活性最强。

胃会分泌胃蛋白酶，并开始消化蛋白质食物。胃蛋白酶只在酸性的消化液中活动，进入小肠后，碱性的胰腺分泌物会阻碍胃蛋白酶的作用。但此时小肠会分泌胰蛋白酶，可以取代胃蛋白酶完成未完成的工作。所以，人体在酸性环境的胃里消化蛋白质，然后在碱性环境的小肠里继续消化；而胰腺所分泌的淀粉酶和脂肪酶会进入小肠，消化脂肪及碳水化合物。

对大部分酵素而言，弱碱性仍是最适合其发挥作用的环境。因此，在日常生活中，可多摄取蔬菜、海藻等碱性食品，维持弱碱性的体质，使酵素能发挥完全的作用。

由上可知，酵素的活性取决于环境的酸碱度、温度，也与紫外线强度、剧烈震荡程度和浓度等有关。一旦酵素遭到破坏，导致生物体中缺乏酵素时，就无法产生生化反应，从而影响人体生理机能运作。若没有酵素，即使人体内有足量的维生素、矿物质、水分、蛋白质及碳水化合物等，仍无法维持生命。

第二章

酵素水平
影响人类健康

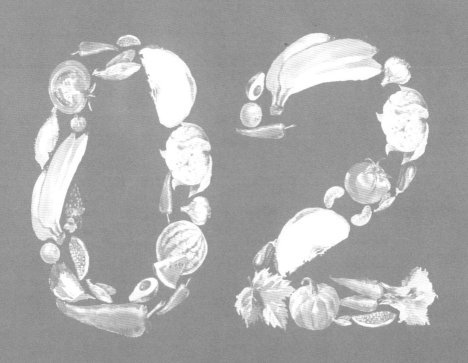

人类长寿的秘密 —— 发酵与生食

据统计，日本人是世界上最长寿的，其实这是有原因的。

天然发酵纳豆 —— 日本人长寿的秘密

由于酵素对人体很重要，为补充体内不足的酵素，人们需要食用来自天然的食物。但酵素不能加热蒸煮，需食用生食才行，这一点无论动物、植物都是一样的。如日本人常吃的生鱼片、生马肉或生牛肉等，就是从生鲜动物中获取酵素，而生菜沙拉及生鲜果菜汁即是从生鲜蔬果中获取酵素。

近代生物科技虽起源于 20 世纪 70 年代，但在还没有现代生物科技之前就已出现传统发酵食品，例如酱油、味噌、干酪、优酪乳以及纳豆等，这些传统食品对健康都有很大的帮助，可提供食物酵素。现代食品中往往掺有大量食品添加剂，甚至抗生素，易对人体造成永久性伤害。

日本的传统发酵食品纳豆，虽源自古代中国，但经日本改良后，已成为具有日本特色的家常食物，这也是日本人长寿的重要原因之一。纳豆研究的突破是在 20 世纪 80 年代，纳豆中含有分解血栓的酵素，所以能防止血栓，降低心肌梗死的风险。

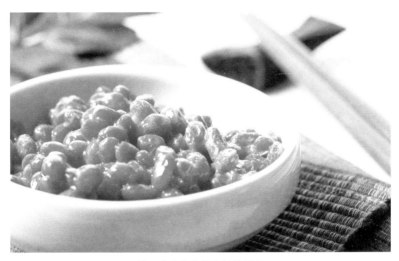

纳豆中含有分解血栓的酵素

发酵食品的四大魅力

在传统观念上，人们早已知道发酵是自然界原本就有的现象，原指酵母菌、细菌等微生物将有机化合物分解，转变成酒精、有机酸、二氧化碳等的过程，整个过程即可以说是一种发酵反应。

据研究，发酵食品有四大魅力：

● **魅力一**：发酵食品能保存得更久。

● **魅力二**：发酵食品本身具有丰富的营养。煮熟后的大豆与经纳豆菌繁殖后所得的纳豆相比，营养成分天差地别。

● **魅力三**：形成特别的风味。例如酱油、味噌，存有豆类发酵后的芳香，而纳豆也有其独特的味道。

● **魅力四**：发酵食品含有丰富的有益微生物。如干酪、优酪乳、纳豆等，均含有对人体有用的微生物。

所以发酵食品虽然历史悠久，但至今仍大受欢迎。

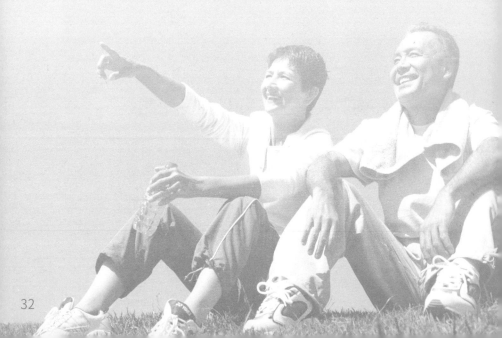

缺乏酵素及酸碱失衡
导致十大健康问题

随着年龄的增加，身体各处器官也会随之逐渐失去功能，基因生成的酵素量与种类会减少，如生成毛发黑色素的酵素量减少的话，白头发就会长出来，这是老化的开始。另一种观点认为：由于体内酵素的缺乏，才使得老化现象产生。所以，酵素是否充足跟人体的健康息息相关，如果它的生成与合成被破坏，就会导致各种疾病发生。

引起酵素不足的原因

- 只吃加热烹调的食物（少生食的饮食习惯）。

- 吃太多鱼、肉、蛋等动物性食物或低纤维食物。

- 吃太多精致甜点与加工食品。

- 每次都吃过量（吃得太多的倾向）。

- 习惯深夜吃东西，吃后马上睡觉。

- 摄取氧化的油脂或反式脂肪（乳玛琳等）。

● 摄取过多酒精类饮料。

● 吸烟、压力大。

● 睡眠不足。

　　人体血液的 pH 是弱碱性的，若体液偏酸，则酵素合成与作用均受影响，酸性体液是影响人体酵素缺乏的最大原因之一。

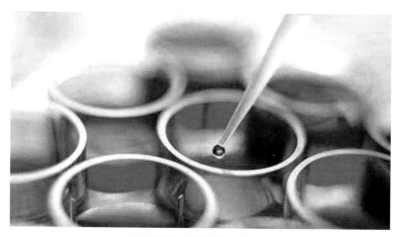

血液中出现杂质会让你变得不健康

　　我们吃下去的食物在细胞内燃烧后，剩下的渣滓变成酸性废物。这个酸性废物没有被排出体外，在血液里游走并固体化，再逐渐累积在人体的各个地方，这就是我们人类之所以老化的原因。这个固态化酸性废物堆积的附近，血液循环不顺畅了，体内的各器官不能得到足够的血液与氧而丧失功能，这就是疾病的开始。

被称为现代病（慢性病）的高血压、糖尿病、心脏病、癌症等，其致病原因都相同，它们都是长期酵素、氧及营养不足所引起的。

十大健康问题：

⊘ 1. 老化

⊘ 2. 癌症

⊘ 3. 糖尿病等内分泌失调疾病

⊘ 4. 高血压

⊘ 5. 低血压

⊘ 6. 肾结石与其他肾脏病

⊘ 7. 骨质疏松症与风湿

⊘ 8. 慢性便秘

⊘ 9. 压力与头痛

⊘ 10. 宿醉

酵素——人人皆需要

通常年纪大的人、患病的人以及运动量大的人酵素需求量越大。然而，年轻人体内的酵素比老年人多得多，年龄越大，体内酵素的库存量越少。

年纪大的人需要补充酵素

根据实验，年轻人身体的组织内有较多的酵素储存量；相反的，老年人就少多了。当年轻人吃下熟食（酵素已遭破坏），器官及体液内分泌出的酵素量比老年人多，这是因为老年人吃熟食多年，酵素储存量已消耗殆尽，但是年轻人的酵素储存量仍可维持在最高值。

年轻人因为体内有较多的酵素，才有足够的本钱摄取高淀粉食物以及熟食。对老年人而言，当酵素储存量随着年岁递减，体内的酵素越来越少时，虽然饮食习惯没有改变，但食物不但没有完全消化，反而在消化道内异常发酵，产生毒素，再被血液吸收，储存在关节及其他软骨组织内，产生便秘、血管性疾病、出血性疾病、肿瘤、胀气及痛风等疾病。因此，尽所能地维持补充体内酵素，便能延年益寿。

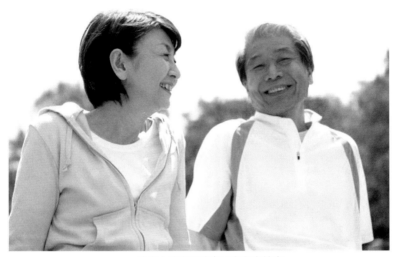

老年人体内的酵素量愈多愈健康

患病的人需要补充酵素

慢性病是指在人体内维持症状数周、数月，甚至数年的病痛。慢性病常常是人体最大的麻烦制造者，会不停地消耗酵素、维生素、矿物质等人体所需物质。

慢性病患者血液、尿液、粪便及各组织里的酵素量偏低，但急性病患者或在慢性病初期的患者，酵素含量很高，这显示患者体内还存有酵素，组织尚未完全丧失酵素，因此酵素大量释放出来抗病。但随着病况的恶化，酵素数量就会减少。所以，当罹患急性病和慢性病时，酵素比健康时更快被用完。想尽快医好疾病，食用补充酵素一定有效。多补充酵素，对低血糖、内分泌紊乱、过度肥胖、厌食症及容易紧张等情况也都很有效。

运动量大的人需要补充酵素

运动员或者是常运动的人最在意的是食物的养分是否被身体所吸收，并且能够被充分利用。但如何让人体吸收利用这些摄入的养分呢？答案即是补充酵素。运动员应该注意酵素的补充，因为体温上升或运动时，酵素用量比平常多，碳水化合物也燃烧得比较快，需要更多的养分补给。

然而，我们却忽略了另一项重要事实，那就是活动越激烈，酵素消耗量越多。因此，为了预防酵素在短期内被大量消耗，补充外来食物酵素便是最佳的方法。外来食物酵素的补充，不但能够帮助食物消化和养分吸收，更能够弥补运动后大量酵素的流失。

有下列情况的人也需要经常补充酵素

- 希望改善体质、增进健康及恢复健康的人。
- 免疫力差、抵抗力弱，很容易感染疾病的人。
- 手术前后的患者。
- 产前产后的女性。
- 肝脏功能不良、容易疲劳的人。
- 神经衰弱、性能力失调的人。
- 肠胃容易不适的人。
- 睡眠品质不佳、精神不振、经常昏昏沉沉的人。

人体潜在酵素有多少

潜在的酵素与外来的酵素

每个人一生中可以自行生产的酵素总量是一定的，这个总量就叫潜在酵素。这种潜在酵素就如同银行存款，不论是用在哪里（如饮食、娱乐等），余额都会减少。同样的，潜在酵素会因为消化吸收、代谢解毒的需要而逐渐减少。因此，除了需要珍惜外，更需要避免加重体内器官的负担。随着食品工业技术突飞猛进的发展，人工添加剂大量进入每个家庭，也进入了我们的体内。这些文明进步下的速食与精致食品，不但无法帮助人体补充食物酵素，反而更进一步消耗体内自发性分泌的酵素量，使原有的酵素失去功用，造成器官功能障碍，形成现代人的各种"文明病"。因此，随着各种生活习惯、饮食结构的改变及器官的老化，人体分泌酵素的能力逐渐下降，越来越多的人出现营养不均、消化不良、便秘、疲惫等情况，这些慢性消耗使得体内酵素逐渐减少，直至无法满足新陈代谢需要时，人就会死亡。

疾病的发生概率与免疫力的强弱是成高度反比的，同时免疫力的强弱与体内库存酵素量的多寡是成正比的，也就是说，酵素储存量越多的人就越健康。所以，在高度文明的今日，外来酵素的补充便是避免体内库存消耗的最佳方式。

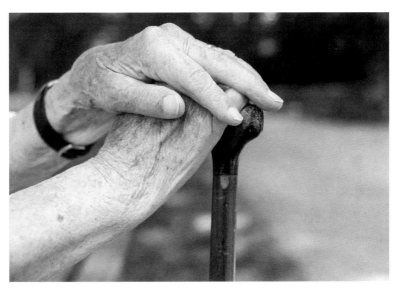

酵素可降低血管疾病和中风发生的概率

生活中，破坏人体酵素合成与作用的因素

● 环境污染物

各种生活中的污染物，如农药、水质、药物、空气、噪声等，都会破坏酵素的合成与作用。

● 高温烘煮加工食品

酵素最怕高温，如果温度超过 50℃，大部分酵素就将被破坏，导致这些食物中不含任何酵素。原本存在于食物内的酵素有能力负担高达 75% 的消化任务，一旦食物中缺乏酵素，就容易使消化器官工作过度。这时，消化食物所需的大量能量便有赖于人体内其他器官的协助。许多人在吃了一顿大餐后，便觉得想睡觉或有倦意，便是这种原因。

当人体优先将体内酵素用于消化器官时，就会从免疫系统中夺取酵素，从而忽略了维护健康的重要任务。

● 不良饮食习惯

人体血液的 pH 是弱碱性的，若摄入过多的酸性食物，使体液偏酸，则酵素合成与作用均会受到影响，这也是血管老化的开始。这点也是导致人体酵素缺乏最大的原因。

补充食物酵素的方法

摄取含食物酵素的食品

所有未经过烹煮的天然食物都含有丰富的酵素,也就是说,动物的肉和植物的根、茎、叶以及果实等,均含丰富的酵素。如日本人常吃的生鱼片、生马肉或生牛肉等,就是从生鲜动物中获取酵素;而生菜沙拉及生鲜果菜汁,即是从生鲜蔬果中获取酵素。

此外,传统发酵食品,例如酱油、味噌、干酪、优酪乳以及纳豆等,可以提供食物酵素,对健康有很大的帮助。

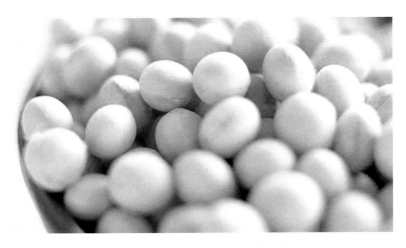

大豆可发酵成酱油、味噌、纳豆等多种食品

多吃生食

人类由于饮食文化的关系,食物大多经过烹煮,这样存在于天然植物、动物中的酵素就会受到破坏,所以现代人摄取来自大自然的酵素的机会就不大,因为食物加热超过 50℃时酵素活性会被破坏。

日本人喜好吃生鱼片,爱斯基摩人也生吃鱼肉,据推测:经常吃生鱼肉补充酵素可能是日本人长寿的原因之一。野生动物在大自然环境中生存,都是食用生的动植物的,这使得它们比家养的动物体力更好,更有活力,由此也可

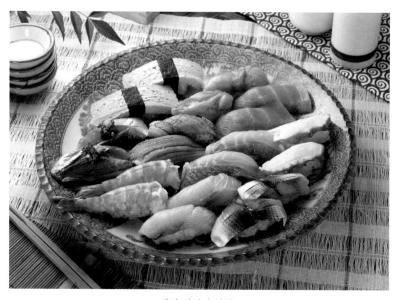

生鱼片也有酵素

以推断,经常从天然植物、动物中获取酵素的人相对不容易生病。

补充酵素营养食品

目前市面上所贩售的食品类酵素产品几乎都来自植物。传统酵素生产包括如下步骤:找寻适宜菌体生长及酵素生长和生产的培养基与培养环境,并利用改良过的菌株,以发酵法来大量生产,最后经过离心或过滤等程序去除菌体和残渣,再以澄清、浓缩、稳定菌液的形式制备酵素。同时,还要满足有单位产量和纯度的基本条件。

优质酵素应具备的条件

- 发酵技术成熟、稳定是先决条件。
- 原料种类很多,且为无农药、化肥等污染的蔬果植物,再加上温和性的汉方本草,效果会更好。
- 原料还需要考量其搭配特性。
- 完善的封存方法。
- 制造过程中要保留原料富含均衡、完整的营养素,及纯植物综合酵素的高活性。

- 有高含量的天然发酵酿造的超氧化物歧化酶（SOD）及抗氧化物质。
- 是完全从天然植物中萃取的纯良质酵素，而非添加或合成的酵素制品。
- 外观上明显混浊且颜色深暗者、过于黏稠者，皆不是优质的酵素。

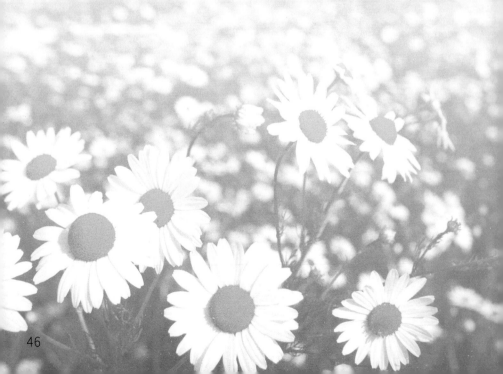

第三章

补充酵素，
从饮食着手

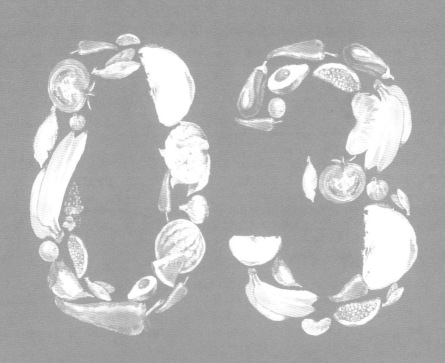

食物消化与吸收的过程

我们每天所吃进的食物,在人体中会成为小分子营养物质供身体进一步利用,这个分解过程最大的功臣,就是大家所熟知的消化作用。

食物为什么会被消化分解呢?为什么肚子饿的时候没有力量,吃饱之后就有力气呢?原来,生物细胞中有一个大魔术师,会将食物转变成各种不同的物质,而主导这类变化的魔术师就是酵素。

人体内因为有酵素,所以吃完牛排之后不会长牛排,酵素会先将牛排分解,再重新组装成人的肌肉。食物的第一步消化作用发生于口腔,人们用牙齿将食物切断、磨碎,从而增加食物与消化液的接触面积,因此咀嚼越细就越容易消化。

你可能不知道……

口腔内有三对唾液腺——腮腺、颌下腺及舌下腺,可分泌唾液及唾液淀粉酶。唾液用来濡湿食物,使其成团状,以便于吞咽; 唾液淀粉酶可消化淀粉。

口腔除了消化淀粉外，还可将一小部分淀粉转化成麦芽糖，所以我们在吃米饭或嚼馒头时会越嚼越感觉得到甜味。

然而，由于食物停留在口腔的时间不长，以及口腔的酸性环境不同于胃肠道，不利于淀粉进一步消化，所以淀粉在口腔内的消化并不完全。

消化作用主要在小肠, 胰腺分泌酵素最多

食物在人体内的消化作用大部分在小肠内进行,肝脏、胆囊、胰腺等分泌大量种类繁多的酵素及乳化剂帮助消化。其中以胰腺分泌的酵素为最多。

人体的小肠内有多种酵素,可分别作用于碳水化合物、蛋白质和脂肪。

● **胰蛋白酶及胰凝乳蛋白酶:** 两者均作用于蛋白质及多肽，使其分解成小分子的肽类。胰蛋白酶作用于赖氨酸和精氨酸，胰凝乳蛋白酶作用于苯丙氨酸、酪氨酸及色氨酸。

● **肽酶:** 作用于多肽或双肽。

● **淀粉酶：** 属 α 型的酵素，可以把淀粉或肝糖原转变成麦芽糖及单糖。

● **脂肪酶：** 可将中性脂肪分解成脂肪酸、甘油三酯、单甘油酯或双甘油酯。胰脂肪酶对三酸甘油酯之 2、3 位置（即 α 的位置）的酯键有特定的水解作用。其他酸与醇类结合成的酯类，如胆固醇酯等，亦有特定的脂肪酶可进行水解。

细嚼慢咽才能真正完整消化

消化是一项复杂的生化过程，完整消化和消化不良是不同的，每天在体内进行的"消化作业"相当重要。

消化作用是将食物分解成足够小的分子，使身体能够吸收利用的过程，是生物异化反应（分解代谢）的一环。大多数食物中所含的有机物包括蛋白质、脂肪和碳水化合物。由于这些物质为大分子聚合物，无法穿过细胞膜进入细胞内，而且人体需要用小分子来合成身体所需的聚合物，因此需要借助消化作用将食物中的大分子聚合物分解成小分子，例如将蛋白质分解为氨基酸，多糖及双糖分解为单糖，脂肪分解为甘油及脂肪酸等。

将高分子链状的连线一个个切断，使其成为一颗颗小单元，就是正确的消化过程。

一般要切断长的绳子可使用剪刀，但要剪断高分子链状的食物，取代剪刀来进行剪断作业（也就是消化）的就是酵素，具体来说就是消化酵素。

人体必需的营养物质中，只有水、矿物质和某些维生素能被消化道管壁黏膜直接吸收进入血液中，其他物质如蛋白质、脂肪和碳水化合物都必须经过消化作用变成小分子物质才能被吸收利用。消化过程包括对食物的磨碎、拌和及推送等机械作用（机械性消化）和各种酵素对各种食物成分的化学分解作用（化学性消化）。两个消化机制密切配合才能完整地消化食物。

多糖类的碳水化合物，若没有分解到单糖（如葡萄糖、果糖、半乳糖）阶段的话就不是完整的消化，所以吃饭要细嚼慢咽是非常重要的。

口腔中的主要消化酵素——淀粉酶，会使淀粉分解为双糖类（由单糖类的葡萄糖、果糖、半乳糖组合而成）的麦芽糖。借助此项完整的"消化作业"，胃和肠道的工作负担就会变得较轻松。如果进食过程中没有好好地细嚼慢咽就将食物吞下去，在口腔部分的消化过程相当于只完成一半，使得消化器官的负担变大。为了避免这种情况发生，细嚼慢咽就显得非常重要。

胃部缺乏消化碳水化合物的消化酵素，但由于胃酸的活跃，进入胃中的碳水化合物（淀粉、纤维素和双糖类）会变柔软，成为几乎是要断裂成单体之前的状态。

大部分碳水化合物在到达十二指肠之前，会被胰腺分泌的消化酵素（包括淀粉酶）等转为麦芽糖，而小肠则会进一步利用麦芽糖酶等消化酵素将其分解为单糖（葡萄糖或果糖），再由小肠绒毛膜吸收，进一步成为人体的能源。

同样，蛋白质会由蛋白酶分解为氨基酸的小分子状态，脂肪则会因为脂肪酶而被切断，成为以脂肪酸为主的小分子，这才是真正的完整消化，否则就是消化不良。

酵素水平决定健康

浪费酵素的饮食习惯

引起消化不良的不良饮食习惯，可由生物化学酵素专业观点提出改善方法。

必须彻底改善与饮食有关的九大恶习——

改进只吃加热食物、少吃生食的饮食习惯

以熟食为主的饮食，是食物中没有酵素或酵素不足的饮食习惯之一。

由于酵素不耐热，加热后食物内的酵素有一部分会失去活性，所以加热后的食物是缺乏酵素的。如果只吃这种加热后的食物，体内的消化酵素势必全体"总动员"充分地运作才行，而这是非常消耗体内酵素的。

不过对于某些食物而言，熟食仍是最好的方式。因为加热处理才能软化其中无法消化的纤维素，同时也可以杀死有害的微生物，而且有些食物生食甚至可能引起人体中毒，必须烹煮后才能消除其毒性。

胃结构中的胃底部是吃下的生食进行预消化的场

所。每天吃生食，可保持此部位酵素有活力。一旦缺乏生食或完全不摄取生食，会使这些酵素没事干而空转，导致数量减少以致生病，就好像大幅浪费电瓶中的电力，导致电瓶完全没电一样。所以健康人只要多摄取生食，即可从中摄取足量的酵素，这样即使吃加热食物也不用担心产生健康问题了。

戒除吃宵夜或进食后马上睡觉的不良习惯

中西医理论均认为，晚上 9 点到凌晨 2 点，基本上是人体已吸收的营养物质合成的时间段，也就是进行同化作用的时段，因此这段时间并不是摄取食物的好时候。在此时段进食，将会大量消耗人体的酵素，使人容易生病。

人类在夜晚睡觉时，消化酵素也会休息。相反的，代谢酵素会展开活动，也就是进行排毒作用。白天则与夜晚相反，是以消化酵素的活动为主。

此外，进食后也不宜立刻就寝。若进食后立刻睡觉，则在睡眠时原本不需要活动的消化酵素需要迅速发挥作用，而此时酵素活动力较弱而且会被大量消耗，容易使身体机能下降而引起各种疾病。

戒除饮食过量的恶习

饮食过量必然消耗大量的消化酵素，导致一个人一生中身体内所固定存在的潜在酵素不断减少，因此容易引发疾病。

太肥胖者不易长寿，就是因为他们体内各类酵素比瘦者更易耗尽。尤其是代谢酵素，因为工作量过多而急剧减少。

没有酵素就没有生命，犹如只有灯泡而没有电，电灯不会发光一般；也像有体无魂的稻草人，不算是生命。

改变早餐中的传统观念与习惯

现代人并不是很重视早餐，但大部分的人都认为早餐要好好吃。因为传统观念一直认为，早餐是一天当中最重要的一餐。根据这种说法，我们应该将重要的第一餐中得到的能量储存起来，供给我们整天活动的需求。但事实并非如此。

● 早餐的新规则：不饿时绝对不吃

假如我们的身体还没有告诉我们说饿了，就表示身体还不需要食物。事实上，以前的人一天只吃两餐，或早餐只吃一些简单的食物。那时候癌症及慢性病人数并不多，虽然不能说早餐导致了癌变，但对人类健康而言，不吃早餐或只吃一些人体需要的东西才是最理想的。

人类 24 小时生理周期规律性运作可分为三个阶段

- 凌晨 4 点到中午，是排泄的时段——排泄。
- 中午到晚上 8 点，是吸收营养的时段——摄取与消化。
- 晚上 8 点到第二天凌晨 4 点，是已吸收的营养循环于体内成为细胞的时段，也就是同化的时段——吸收与利用。

人类在凌晨4点到凌晨6点的睡眠时间内会流汗，有时候有些人甚至会大量流汗。早上睡醒时，人类进行的第一件事通常是排尿，接着是排便，即早上是依排汗、排尿、排便三大排泄顺序进行的。醒来前排汗，醒来后排尿、排便，这是很自然的行为。借由这三种排泄行为，将体内蓄积的不利物质，如毒素、废物等排出体外，以便净化身体。

早晨到上午的这段时间，是身体净化与完成排毒作用的关键阶段，身体可以趁这个时候根除毒素、排除废弃物质，所以必须上厕所排便。假如我们阻碍身体的排泄功能，身体就无法彻底地清除不断累积的废弃物质，最后会形成毒素。如果毒素量一直增加且难以消除，人体机能将迅速地衰退。

问题是，在这个排泄时段要吃些什么东西才符合身体规律呢？

英文的早餐"breakfast"，原本是宗教用语。fast的意思是"断食"，break即"打破"，早餐"breakfast"就是打破这个断食的意思。

早上是排泄及排毒的时段，所有脏器都处于半睡眠状态，酵素活动也不活跃。晚上11点就寝，早上7点起床，在这段时间内，消化酵素也同样处于休息状态中。相反，代谢酵素处于活动状态。从能量医学的原理可以知道，我们的身体只有这么多的能量可以使用，因此必须小心地保留起来。一天当中，从我们开始进食的那一刻开始，身体便会关掉净化机制，能量也就被导入消化作用中。早餐吃不易消化的食物，就必须让大量的消化酵素工作。一旦全身代谢活动无法顺畅地进行，就会给体内所有脏器造成负担，经常工作过度的脏器也容易出现疾病。所以，早上这段时间要绝对避免吃消化不良的食物。

假如摄取清淡的早餐，我们的肠胃就不用经历任何难以消化的过程。如此一来，早晨就会更清醒、更有活力。同时，身体每天进行排毒的时间也会延长几个小时。

● 最适合的早餐食物是水果

水果的特征是水分含量多（70%～90%是水分），而且水果中含有丰富的矿物质及维生素，含大量活性酵素。水果中还有大量抗氧化物质，以及少量脂质，还含有氨基酸等。

虽然水果中含有大量果糖或葡萄糖等甜味物质，却是低热量食物。例如100千克哈密瓜只有43千卡热量，100千克甜柿只有56千卡热量；而100千克饼干则有492千卡热量，100千克薯片有516千卡热量。

水果中还含有对人体有益的果糖。消化果糖时，果糖中的果糖酶会发挥作用，所以不需要动用到体内的胰岛素，因此果糖的摄入与糖尿病无关。

戒除肉、鱼、蛋、牛奶摄取太多的恶习

高蛋白及高脂肪食物容易引起消化不良，同时还会

大量消耗消化酵素或消化液，所以不宜多吃。

高蛋白及高脂肪食物完全不含纤维，这是优点也是缺点。如果非吃这些东西不可，最好不要天天吃。如果每天都要吃，那么在晚餐时少量摄取比较合适。在吃这些食物的同时，也要加倍摄取生鲜蔬果及优质的酵素营养食品。

● 多喝牛奶对健康不好的真正原因

牛奶是小牛的营养来源，牛奶里面的蛋白质跟养分都是专门为了使小牛成长而设计的。正因如此，人体的免系统会对这些不适合人体的蛋白质产生过敏的现象，例如鼻塞、腹泻、出红疹等等。

牛奶里面还含有大量的细菌、病毒、激素、抗生素、感染源及化学药剂等，喝多了容易增加妇科问题发生的概率，也会增加身体毒素的累积。

由于牛奶是产酸性的食物，所以身体为了中和其蛋白质所产生的酸性，会损耗身体里面的钙质，最后导致骨质疏松的问题。过多地摄取乳制品会让身体变成酸性，而酸性体质是形成所有疾病和问题的基础，更会造成身体排毒方面的问题。比较轻微的是过敏症状，严重的则会有冠心病、糖尿病、神经系统疾病、传染性疾病，还有可能促使肿瘤的形成。

东方人因为体质的原因，乳糖不耐症的比例比白种人高出很多，约有90%的人有这样的问题。基本上有乳糖不耐症的人一喝牛奶就会因过敏而腹泻，牛奶里面即使有再丰富的钙质也都付诸流水，又怎么会补充到身体里呢？

且不说此结论的来源是否可靠，单说缺钙的问题，常喝牛奶还缺钙说明牛奶不能补钙吗？那倒未必，不喝的话更缺钙！

究其原因，牛奶中缺乏能将钙运送到胃的矿物质，尤其是缺乏镁，所以才会产生这种现象。因此，光有钙而缺乏其他矿物质的牛奶，其中所含的钙非但无法强健骨骼，反而游走于血液中在各处为非作歹，结果成为肾结石、胆结石等结石，以及引起动脉硬化、腰痛、背痛、头痛、膝痛、坐骨神经痛等所有疼痛，还有高血压、小腿肚抽筋、心律不齐和癌症等病症的元凶。

这些病症都是因为钙与镁不平衡造成的，并不是钙本身不好，而是与其他矿物质之间的平衡出了问题。

至今没有证据支持动物的奶是最好的钙质来源。人体器官对动物奶类中的钙质吸收率最高为35%，而大量摄取新鲜蔬菜或从小火蒸熟的蔬菜中可以吸收到的植物性钙质则有其2倍多，达到70%。新鲜沙丁鱼、杏仁、新鲜香芹、绿橄榄、虾、核桃和榛果、蒲公英、无花果干、蛋黄等，都是最有机的钙质来源。适当地运动也可以预防骨质疏松的问题。因此我们完全可以在不食用过量乳制品的同时吸收到钙质。

虽然牛奶中含有丰富的钙，但是与其他矿物质之间未能取得平衡，结果成为不良的饮料。对人类来说，它不是好东西，但是对刚出生的小牛来说，则是最佳的食品。不过，一岁半以上的成年牛就不太喝牛奶了，因为它们本能地知道牛奶成分与自己身体不合。

过量摄取牛奶中的生长因子会产生很多现象：从过重到肥胖症，增加罹患糖尿病的风险，乳腺癌和前列腺癌患病概率增高，容易出现过敏反应，耳鼻喉堵塞、消化性问题增多，还会增加患神经系统、皮肤、小肠或结肠以及关节的自体免疫疾病的风险。我们还看到过量摄取乳制品可能会让骨质疏松症的病情更严重。

牛奶内还有雌激素和黄体酮，这是因为挤奶时正值母牛的怀孕期，是血液和牛奶中激素含量最高的时候。再加上避孕药或是治疗更年期症状的激素疗法，威胁着乳房健康；而牛奶中所含的生长因子，导致罹患前列腺癌的男性数量也增加了。在我们的癌症诊断中可以看到，夫妻双双罹患癌症的例子有不少，太太得了乳腺癌，先生则是在几年后得了前列腺癌。

事实上，牛奶中含有很多动物性脂肪，会对婴儿的肾脏或代谢造成负担。喝牛奶的婴儿比较容易成为肥胖儿童。

● 高蛋白食物是一切疾病的根源

肉、鱼、蛋、牛奶的最大特征就是高蛋白、高脂肪。人体内原本就没有能够分解这些高蛋白、高脂肪食物的消化酵素（蛋白酶或脂肪酶）。这可能是因为人类长久以来就不吃这些食物的缘故吧！因此，就算少量摄取这些食物，也一定会发生消化不良的现象，出现血便、残便、臭便、腹泻、腹胀等症状，而且血液呈串联状（红细胞形成串联状），容易引起各种疾病。这是因为蛋白质无法顺利分解成氨基酸，残留物积存在体内所致。100多个氨基酸相连在一起形成多肽，蛋白质在这种状态下停止分解而被肠吸收，就会引起过敏症状。人类摄取高蛋白食物，体内消化酵素来不及将其分解，就会引起消化不良。

因此，高蛋白食物是一切疾病的根源。换言之，它也是消耗消化酵素最大的因素。想要摄取优质蛋白质，最好摄取已经分解成氨基酸的蛋白质。同时，也要摄取蛋白质分解酵素制剂。

摄取蛋白质的最佳方法是不要吃太多，摄取接近氨基酸或已经分解成氨基酸的蛋白质，以及含氨基酸的食物，比如水果、黑醋、发酵食品（味噌、酱油、冻豆腐、纳豆、豆腐、发酵鱼肉、生豆腐皮等）。

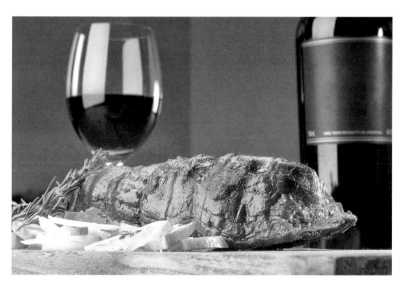

高蛋白饮食容易让身体的钙流失

避免摄取太多的砂糖（蔗糖）或使用砂糖制成的点心

砂糖是葡萄糖、果糖结合的双糖，结合力强，就算是酵素或胃酸也难以使其分解，因此进入胃后会停留6个小时。

摄取太多砂糖的话，用以消化的碳水化合物分解酶，如胃蛋白酶或淀粉酶会增加负担。此外，使用砂糖制成的点心会成为有害菌、真菌的饵料，使这些菌类繁殖，导致肠内腐败，同样的，也会出现消化不良的现象。

戒除生吃种子（豆类）的习惯

糙米、大豆、赤豆、菜豆、豌豆等豆类，绝对不可以生吃。

种子具有发芽的重要作用，若是不断地长芽，则种子一定会死亡。所以，种子内含有只在一定条件下才会发芽的优良物质，也就是酵素抑制剂。等到季节来临、拥有适当的温度时，酵素抑制剂会丧失功能，种子就能发芽。

由于种子中存在着酵素抑制剂，生吃种子，无异是食用抑制酵素的物质，结果使得体内消化酵素的消耗量增多。因此西瓜、梅子、葡萄、柿子、南瓜、橘子的种子等，绝对不可以生吃。但是种子经过发酵、煮熟后就可以吃了，因为其中的酵素抑制剂已经被破坏。

避免摄取反式脂肪酸加工食品

我们每天都吃下很多油脂类产品，而这些油脂加工食品却含有对人体有害的毒素——反式脂肪酸。油脂的成分之一是脂肪酸，脂肪酸的构造是一群碳原子互相链接成长链，末端是酸，骨干的碳与碳之间若有双键，依据两个碳原子上的两个氢原子在双键同一侧（顺式）或不同侧（反式）而分为顺式脂肪酸和反式脂肪酸。

天然动植物的脂肪酸都是顺式脂肪酸。大约只有两种情况会产生反式脂肪酸。一是在化学作用下，如食品加工时，将液体油变成固体的时候，把氢原子加到脂肪酸的双键上使它饱和。制造出来的脂肪酸若还有双键，脂肪酸会由顺式变成反式。反式脂肪酸的另一个来源是微生物，如牛、羊的反刍胃中的微生物，会将牧草发酵后合成脂肪酸，其中含有反式脂肪酸。所以，牛羊肉、牛羊奶、牛羊油在自然情况下就会含有反式脂肪酸。

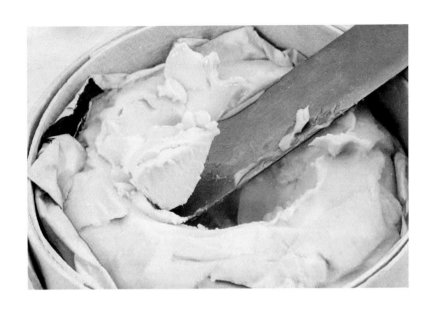

人造奶油是造成心血管疾病的危险因子

从20世纪50年代开始，科学家就知道饱和脂肪酸会带来动脉硬化等健康危害，所以建议大家要多吃含多元不饱和脂肪酸的植物油。但这些不饱和脂肪酸为双键结构，容易与氧起反应而产生酸败现象，而且双键愈多，酸败情况愈严重。后来，人们发现大豆油、红花油或玉米油等，经触媒加氢反应，制成半固体的人造奶油（即氢化植物油或乳玛琳），不仅容易储存，还可重复高温油炸及增加风味，成本也较动物奶油低廉，从此人造奶油就随处可见，并被广泛运用于各类食品中。目前人造奶油使用于大部分的饼干、西点、面包、油炸零食（如薯条、薯片）及蛋黄酱、咖啡伴侣等食品中。

反式脂肪酸摄取越多，发生心血管疾病与糖尿病的概率就越高。反式脂肪酸不仅对血脂有不良影响，与心律不齐及心脏病猝死也有关。反式脂肪酸引起心血管疾病与糖尿病的可能的原因有：①使血液中低密度脂蛋白胆固醇增加，高密度脂蛋白胆固醇下降；②血清脂蛋白-a升高，此指标与心血管疾病、脑卒中有关；③血脂上升；④小而重的低密度脂蛋白胆固醇增加；⑤干扰必需脂肪酸代谢；⑥降低胰岛素敏感度；⑦反式脂肪酸的平日摄取量与全身性的炎症反应指标存在正相关，而炎症反应则是动脉硬化、糖尿病及多种癌症的起始。

美国科学者分析各个年龄层的意外身亡者发现，由于从小就吃下许多油脂毒素，两岁儿童的血管已经开始有破裂现象。人体血管壁本来应该是光滑的，可是很多小孩的血管壁已经有裂痕，使血小板与坏胆固醇开始堆积，形成硬化斑块，所以发生脑卒中的年龄越来越小。近几年通过更精确的统计分析却进一步发现，是氢化植物油吃得越多,患癌症的概率越高。

　　大家较常听到的人造奶油就是乳玛琳。从1970年开始,乳玛琳盛行全球,至今仍历久不衰。另外一种氢化植物油较少听到,却更常吃,那就是植物性酥油。酥油是面包师父做面包或饼干时常添加的物质,以前多半是用猪油,现在几乎全都用氢化植物油作酥油。它可以使糕饼、面包的口感更好。此外,由于氢化油不易腐败,可重复高温油炸,使食物酥脆、外观良好,因此有很多食品行业都使用氢化棕榈油来油炸食物,例如炸鸡、薯条、薯片、饼干、苏打饼、爆米花、油条、臭豆腐、盐酥鸡等。那些经常在外吃饭的人或喜欢吃面包、糕饼、零食的人在不知不觉之中吃下了许多对健康有害的毒物——氢化油。

　　氢化油有各种名称,如反式脂肪酸、转化脂肪、氢化植物油、氢化棕榈油、植物乳化油、植物酥油、起酥油等。

日常生活中减少摄取反式脂肪酸的方法——

● **选择较软的植物性奶油**(或称乳玛琳):软的植物性奶油含反式脂肪酸较少,甚至都没有,越硬则含反式脂肪酸越多,如半流体状的乳玛琳含反式脂肪酸0.6%,半固体状的乳玛琳含反式脂肪酸9.4%，酥油含反式脂肪酸13.6%，棒状固体的乳玛琳含反式脂肪酸达26.1%。欧洲的植物性奶油几乎都不含反式脂肪酸，其方法是用完全氢化没有双键的植物油与未经氢化处理的天然不饱和液态植物油交酯化制成。

● **减少摄取含氢化油的加工食品：**饼干、薯条、甜甜圈、薯片等油炸或烘焙食品，都可能含有反式脂肪酸，中型薯条含5～6克，一个甜甜圈约含2克，30克饼干约含2克。美国规定，食品标示需列出反式脂肪酸含量。若食品标示有酥油、植物奶油、氢化植物油、氢化鱼油，则也有反式脂肪酸。餐厅煎牛排、鱼排、明虾，若用固体的油，很可能是含有反式脂肪酸的油，因此宜选用液体油。

● **少吃奶油，吃牛羊肉也不宜过量：**植物性奶油可能含有反式脂肪酸，而动物性奶油不仅含反式脂肪酸，还含胆固醇与更多的饱和脂肪酸，因此从健康角度来说，宁可选择较软的植物性奶油。选用脱脂奶、脱脂优酪乳、脱脂奶酪等，除了符合国民饮食习惯外，又有减少反式脂肪酸摄取的好处。此外，吃牛羊肉也不宜过量。

● **多吃天然食物，少吃加工食品：**目前并没有研究指出，每天反式脂肪酸的摄取量应少于多少是安全的，因为反式脂肪酸并非人体所需要的营养素，因此摄取量应以越少越好为原则。多吃天然的食物、少吃加工食品是减少摄取反式脂肪酸的最基本原则。

我们可以从研究报告中清楚地知道，反式脂肪酸的确对身体健康具负面影响，减少摄取的方法，建议从两方面着手。一是回归自然均衡的饮食，少吃一些加工食品，如奶油蛋糕、薯片、炸薯条及其他油炸零食等，这是减少反式脂肪酸摄入的好办法。因为氧化油脂或转移油脂的食品会造成消化不良，成为细胞毒，应避免食用；另外，这些食品也会大量消耗脂肪酶（消化脂肪的酵素）。二是食品工业者除了制造出美味、口感佳的食品外，应该把消费者的健康视为自己的使命，减少制作过程中移除油脂时氢化所产生的反式脂肪酸。

避免过量饮酒

酒是百药之长，但对身体而言它并不好。其优点是能够活化胃肠功能，消除郁闷并放松精神。不过，就营养学的角度而言，酒并没有太多好处。

喝酒会大量消耗酵素，因酒会抑制人体对维生素的吸收，也会引起镁、钾、锌浓度的降低。

长期喝酒，肝脏会遭到破坏，使身体呈微酸性体质，容易生病，使肌肉疼痛，易罹患乳腺癌、肝癌、高脂血症、动脉硬化、心脏与肾脏疾病等。

良好的饮酒方式

- 一周喝三四次，设定三四天的"休肝日"。
- 少量喝酒，啤酒喝 2～3 杯，威士忌喝 1～2 杯。
- 喝酒时要多摄取酵素营养食品。
- 最好饮用干红葡萄酒，因为其含有多酚类的抗氧化物质，对身体有利。此外，干红葡萄酒是唯一的碱性酒精饮料。但是要注意，不要喝太多，不然会引起宿醉，要慎饮。

酵素与生机饮食

什么是生机饮食

生机饮食是指不经农药、化学肥料、化学添加剂和防腐剂处理或污染的天然食物，也就是未经烹煮的食物及新鲜动物、植物。生机饮食依进食方式可分为完全生机饮食、部分生机饮食及中庸式生机饮食三种。

● **完全生机饮食：** 强调至少 50% 的饮食采用生食，而且是完全素食，也就是说日常饮食排除禽、畜、鱼等肉类，也不含蛋类、乳类及其制品。完全生机饮食的主要目的在于增加包括酵素在内的营养素的吸收，清除体内毒素，进而达到治病的效果，甚至断食疗法也可以成为疗程的一部分，以加强排毒的功效。

● **部分生机饮食：** 也有着完全生机饮食的含义，仍然采用完全素食，但是不刻意强调生食。

● **中庸式生机饮食：** 在于选用无污染的食物，不强调素食，饮食中可用深海鱼及少量有机白肉、有机蛋或乳制品，减少烹调用油量，避免油炸、油煎或油酥的高油烹调方式，改用清蒸、水煮或凉拌的方式。

　　生机饮食是否可以治疗疾病，尚未有临床上的科学证据。科学证据指的是至少有两组同期癌症或其他相同病症的受试者，一组给予生机饮食，另一组则食用一般饮食，观察一段时间后比较其肿瘤大小、血液生化值或免疫功能等的差异。

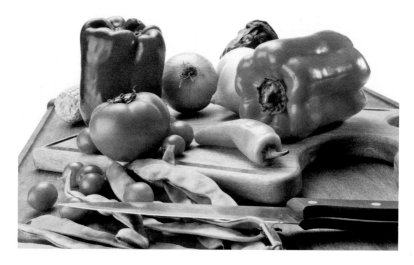

生食蔬果可获取大量酵素

　　此类人体试验事实上不易进行，因为试验期间也许需要中止其他医疗行为，才能证明生机饮食是否真正有效，更何况每个个体的条件是不可能完全相同的，并没有另一复制人可供对照试验。

生机饮食者强调生食的论点，是基于食物中含有大量酵素及氨基酸。酵素为人体新陈代谢所需，氨基酸是构成人体细胞的主要成分之一。生食可以百分之百吸收酵素及氨基酸，熟食则破坏了食物中的营养素。

生机饮食有没有缺点？需要注意什么？

豆类食物中含有抑制胰蛋白酶的成分及细胞凝集素，如果生食豆类将使小肠中胰蛋白酶的作用受阻，蛋白质的消化受干扰，细胞凝集素则会破坏红细胞，使得细胞携氧量降低。加热的过程可以破坏这两种成分，提高豆类蛋白质的利用率。所以，生食豆类并不一定可以获得较高量的营养素。

生食另一个潜在的问题是：由于植物在栽种时未施用农药，常有寄生虫或虫卵藏于植株中，若未清洗干净即生食，轻则发热、呕吐，重则影响神经系统，甚至引起肠胃穿孔，有时还会有蛔虫寄生在肠内。

蔬果中含有大量的天然抗氧化剂，如维生素 E、β- 胡萝卜素及茄红素等。这一类抗氧化剂属于脂溶性，即与少量油共存时可以使其吸收率提高数倍。如果只是生食，在没有加油烹调的情况下，其吸收率是相当有限的。

不吃任何动物性食物的完全素食者，如果只摄取蔬菜、水果及谷类，则易造成蛋白质缺乏，或是摄取的蛋白质所含的氨基酸比例不均，致使蛋白质利用率差。临床上常可见到因为罹患癌症而不当使用生机饮食，造成免疫力降低，使身体易受感染，也因为没有足够的体力及免疫力，使得正规治疗无法继续的病例。由于饮食排除了乳类及其制品，使钙的摄取量不易达到每日 1000 毫克的标准。维生素 B_{12} 仅存在于动物性食物中，完全素食者无法由饮食中得到足够的摄入量，因此长期吃素时，可能需要定期补充维生素 B_{12} 制剂。

由于生机饮食是含大量高纤维的蔬果及五谷杂粮，摄取高纤维的食物有助于促进肠胃蠕动，预防大肠癌及慢性疾病，但是纤维素在肠道中会吸收水分而产生膨胀效应，对于肠胃道手术后或肠胃功能不佳者，可能会有腹部胀气的现象。过量的纤维素会干扰人体对食物中钙、铁及其他矿物质的吸收，因此贫血、骨质疏松者，以及正在服用铁剂、钙片或其他矿物质补充剂的人，不宜大量同时食用纤维素。

生机饮食特别强调饮用精力汤、回春水及其他多种蔬果汁。对于慢性肾衰竭及因肾衰竭需要透析治疗者，大量的水分及高钾含量的蔬果汁，反而会影响水分在体内的潴留及透析治疗的效果，甚至造成心律不齐而危及生命。许多肾衰竭患者，需要服用钙片来降低食物中磷的吸收，而全谷类食物、坚果、豆类及酵母含磷量高，会造成肾性骨病。

对于心脏衰竭、血液循环不良或肝硬化有腹水者，因为使用利尿剂治疗，对于水分的摄取需加以控制，亦不宜饮用大量精力汤或其他蔬果汁，以免影响治疗。苜蓿芽是生机饮食中常用的食材，其中的大豆氨基酸会促使红细胞破裂，引起贫血，更加重红斑狼疮患者自体免疫的潜在问题。

天然酵素惊人的功效

天然酵素，各具妙用

● 凤梨酵素——抗炎、抑癌

凤梨中含有丰富的凤梨酵素，这是其主要酵素，另外还有磷酸、过氧化剂等。凤梨酵素在临床医学上有许多功能，如抗炎、改善关节与肌肉伤害、清除伤口坏死组织、降低关节炎性疼痛、改善消化道及呼吸道功能等。另外，近年来的研究还发现，其有增强免疫力及抑制癌细胞生长等功效。

● 木瓜酵素——帮助消化好吸收

木瓜中所含酵素即木瓜酵素，可以帮助消化，可消化比本身重 35 倍的蛋白质。木瓜酵素也具有解毒作用，可化解白喉或破伤风的毒素，甚至可将化脓症的脓液溶解，再逐渐排出体外，对烧烫伤、褥疮及顽固的异位性皮肤炎均有疗效。木瓜酵素更能改善平衡失调的状况，改善体质。它有分解脂肪的作用，亦可分解血管内的中性脂肪和胆固醇。

● 苹果酵素——抗氧化，含 "多酚"

苹果中含有丰富的钾，100 千克可食部分中含钾量为 110 毫克，其他较多的成分有食物纤维、维生素 C 等。苹果中也有多酚类物质，具抗氧化功效。苹果虽然不像凤梨与木瓜含有特殊酵素，但却有广泛的酵素，如蛋白酶、脂肪酶、纤维分解酶、淀粉酶以及超氧化歧化酶等。苹果还含有大量果胶，可改善肠胃疾病，降低胆固醇。

● 奇异果酵素——增强体能

奇异果蛋白质中有些成分构成酵素，其效力不亚于凤梨或木瓜。将奇异果夹在肉食中，可发现肉食很快会变软。所以当鱼、肉类吃得太多时，奇异果可助其消化，并能防止出现胃部胀气与灼热现象，也具增强体能的效果。因奇异果含有较多精氨酸，所以也有类似 "伟哥" 的功效。

● 草莓酵素——美白兼补血，女人少不了

草莓素有 "水果皇后" 的称号，其中维生素 C 的含量是苹果的 10 倍。草莓有其医用功能，如生津、健脾、补血与解酒等。草莓中含有多种氧化成分，可协助酒类物质快速分解，同时也含有一些特殊蛋白质及生化成分，

作用如同酵素抑制剂，能阻断某些酵素反应，尤其是癌细胞繁殖所需的酵素，所以有人认为多吃草莓能延年益寿，健身美容。

● **香蕉酵素——消化肉类最给力**

香蕉中有丰富的蛋白质分解酵素，可协助蛋白质的消化吸收，并且类似凤梨酵素或木瓜酵素，能用在医药或化妆品上，临床上还有润肠通便、消炎的功效。也有研究指出，香蕉有降血压、预防心血管疾病等功效，这些都与香蕉中所含的酵素有关。

● **胡萝卜酵素——抗癌、养生"小人参"**

胡萝卜之所以有"小人参"之称，其原因有二：一是胡萝卜的营养价值丰富，具有治病的作用；二是胡萝卜的形状和高丽人参相似，故得名。

胡萝卜有两个特点：一是含糖量高于一般蔬菜，并富有芳香甜味；二是含有丰富的胡萝卜素，而这种胡萝卜素，却又是身价百倍！美国和苏联科学家研究发现：胡萝卜可防癌，并认为这主要是胡萝卜素的功劳，因此胡萝卜已被人们公认为防癌、抗癌物质。胡萝卜是综合蔬果酵素产品的重要原料之一。

● 萝卜酵素——吞噬癌细胞

从营养角度来看，萝卜酵素营养丰富，经科学测定，它所含的维生素 C 比梨、橘子、苹果、桃等高 8 倍之多，它所含的维生素 B_2、钙、磷、铁等，亦比上述水果要多。其中粗纤维能促进肠胃蠕动，帮助消化，保持大便通畅，使致癌物质随粪便排出体外，预防大肠癌和结肠癌的发生。

● 甜菜根酵素——抗氧化

甜菜根呈红色，具有丰富的钾、磷、铁及维生素 B_{12}，有降血糖、解毒、增强抵抗力及助消化功能。在西方天然植物食疗法中，甜菜根也是一种退热食物，近年来还发现它具有一定的抗癌作用。甜菜根富含多种酵素，包括分解酵素与抗氧化酶，因此，甜菜根被视为重要的天然酵素来源之一。

● 山药酵素——具有黏液，吃一抵三

山药中含有黏液质成分，能滋润黏膜，保护胃壁，促进蛋白质的消化和吸收。山药中的淀粉酶含量非常丰富，酵素的含量更是萝卜的 3 倍，所以生吃山药最为理想，因为可一并将酵素吃进去。传统医学认为，山药具有增强体力、消除疲劳、改善肠胃不适、提高免疫力及止咳等功效。近年来的研究也发现其能改善糖尿病症状。山药也是生产天然植物酵素的重要原料之一。

● 大豆及花生酵素 —— 预防糖尿病，效用广泛

胰蛋白酶抑制剂在花生及薄皮大豆中含量很丰富，是蛋白质的一种，能抑制胰蛋白酶的作用，促进胰岛素分泌，在预防糖尿病方面有其功效，对大肠的癌变也有抑制作用。另外，花生与大豆也含有大量的胰凝乳蛋白酶抑制剂，它除了有胰蛋白酶抑制剂功效外，还能提高心脏收缩力，改善呼吸困难等症状。

● 麦子酵素 —— 抗老化，可制酒

为了抗癌，适当多吃一些小麦、小麦制品和植物油等含维生素 E 较多的食物是有益的。小麦种子在发芽过程中，所含的基因会合成酵素，将小麦种子所储存的养分（淀粉、蛋白质、纤维素等）分解成小分子，以供种子发芽。因此，当小麦长出胚芽时，酵素含量是最高的，含有分解淀粉、蛋白质、脂质及纤维素等的酵素。

日常保健，糙米及发芽米是好选择

以天然谷物（如大麦、小麦、糙米等）为原料，经由发芽及发酵后，含有大量酵素，因此成为极为流行的保健食品。

以糙米的胚芽混合糠及糖质原（如蜂蜜），再加上酵母菌进行发酵，由此可产生大量有用酵素，这就是糙米酵素。其酵素种类高达 40 种，其中淀粉酶与作为胃肠药的酵素相比，活性高了 3 倍以上，蛋白酶与脂质酶活性也极高。由于糙米酵素中的酵素与其他营养成分（如维生素 E、维生素 B_2 等）的卓越功效，糙米酵素成为酵素疗法中的主要治疗用生化物质。

白米发芽后变成的发芽米也是同样的道理。借助植物发芽过程中所需诱导产生的酵素群，增加营养功能。不过发芽米在干燥过程中，要避免高温破坏其中的酵素，最好在发芽后马上食用，因为酵素直接吸收对人体最好。

吃对食物，帮助补充酵素，打造碱性体质

现代科学找到了人体器官老化的原因，答案就在我们平常的饮食里。能把酸性废物排出体外的碱性食品，才是可以延缓衰老与防治疾病的唯一答案。因碱性物质可清除酸性废物及治疗或防止现代"文明病"，包括癌症、高血压、低血压、糖尿病、肾脏病等主要疾病，也在骨质疏松症、风湿病、慢性腹泻、便秘、肥胖、头痛、妊娠反应、皮肤病、过敏、百日咳等酸性废物引起的大部分成人病中发挥优异的效果。

健康的细胞是碱性的，而癌细胞是酸性的，保持身体的酸碱均衡可防止成人病的发生。在碱性体质里，我们可以见到现代医学所发现的长寿秘诀与生命的奥秘。

简单来说，碱性食物有蔬菜、水果、天然调味料；酸性食物为淀粉、鱼、肉、蛋、奶、酒、加工食用油、人工调味料；中性食物为豆类、坚果类。

具体来说，动物性食品中，除牛奶外，多半是酸性

食品；植物性食品中，除五谷、杂粮、豆类外，多半为碱性食品。而盐、油、糖、咖啡、茶等，都是中性食品。但也有少数例外，例如李子，照理说应该是碱性食品，但其所含的有机酸在人体内不能代谢，因此会留在体内呈现酸性反应。橘子或柠檬则不同，它们所含的有机酸在人体内可以新陈代谢，是碱性食品。

我们不常吃的食物，99% 是由碳、氮、氢、氧构成的，其余的 1% 是矿物质，矿物质又分为碱性矿物质与酸性矿物质。含碱性矿物质的食物消化后产生碱性废物。含较多碱性矿物质的食物有海带、生姜、芸豆、菠菜、香蕉、香菇等。

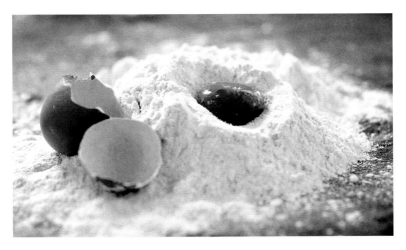

面粉和蛋黄属于酸性食品

食物酸碱一览表（每100千克）

酸性食物				碱性食物			
蔬菜类	酸度	海藻类	酸度	蔬菜类	碱度	水果类	碱度
慈菇	1.7	紫菜	5.3	菠菜	15.6	梨	2.6
白芦笋	0.1	坚果类		莴苣	7.2	葡萄	2.3
豆类		核桃	※	高丽菜	4.9	芒果	※
蚕豆	4.4	酒类		菊苣	※	樱桃	※
花生	5.4	酒糟	12.1	芹菜	※	枣	※
四季豆	※	清酒	0.5	花椰菜	※	水蜜桃	※
味噌	※	油脂类		甜菜	※	甘蔗	※
酱油	※	奶油	0.4	芥菜	※	橘子	3.6
水果类		棉子油	※	姜	21.1	柳橙	※
李子	※	其他类		蒟蒻粉	56.2	柠檬	※
米面类		酸乳酪	413.0	青椒	※	柚子	※
白米	4.3	白糖	※	芋头	7.7	西瓜	2.1
大麦	3.5	可可	※	马铃薯	5.4	甜瓜	※
燕麦	17.8	巧克力	※	地瓜	4.3	哈密瓜	※
胚芽米	15.5	香草	※	南瓜	4.4	木瓜	※
小麦	※	树薯粉	※	大黄瓜	2.2	海藻类	
玉米	※	蛋黄	19.2	小黄瓜	※	裙海带	260.8
面粉	3.0			胡瓜	※	海带	40.0
面包	0.6			红萝卜	6.4	菇类	
荞麦粉	7.7			白萝卜	4.6	香菇	17.5
米糠	85.2			牛蒡	5.1	松茸	6.4
麦糠	36.4			莲藕	3.8	洋菇	※
				大头菜	4.2	坚果类	
				洋葱	1.7	南瓜子	※
				百合	6.2	莲子	※
				芽甘蓝	※	芝麻	※
				豆类		杏仁	※
				扁豆	1.8	其他类	
				大豆	10.2	蛋白	3.2
				红小豆	7.3	人乳	0.5
				豌豆荚	1.1	牛乳	0.2
				豆腐	0.1	葡萄酒	2.4
				水果类		矿泉水	※
				香蕉	8.8	咖啡	1.9
				苹果	3.4	茶	1.6
				草莓	5.6	醋	※
				栗子	8.3	盐	※
				柿子	2.7	蜂蜜	※

· 本表数据摘自日本西崎弘太郎博士的测定报告，表中注明 ※ 记号者代表此食品已归类，但无数据可考。

· 食物的酸碱度与一般 pH 不同，如柠檬很酸（pH 在 3~4），但属于碱性食物，这是依食物燃烧后的物质是哪类元素所计算出来的。

第四章

酵素的
神奇功效

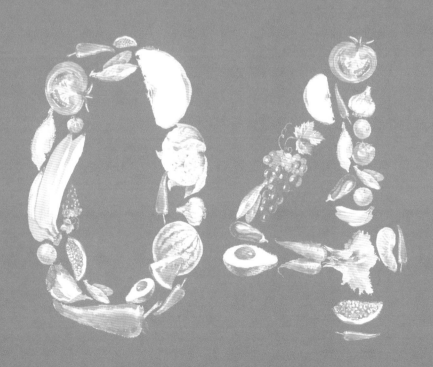

| 酵素的六大功能 |

体内的清道夫

人体必需的三大营养素若摄取不当，便会累积在体内，加上排便不正常或是有经常性便秘的话，则形成宿便，会引发多种疾病。

例如，蛋白质是人体保持健康不可或缺的，过量的话却也足以摧毁健康。适量的蛋白质能够让细胞运作顺利，但是，若毫无节制地摄取蛋白质，就会破坏细胞，造成疾病。蛋白质进入人体，首先在肠胃道被分解为分子较小的多肽（蛋白质分解物，通常只有固定长度，如六胜肽就是其一）及更小的蛋白胨（蛋白质分解成小分子产物的总称）。大部分蛋白质在小肠内进行分解，胰腺酵素进一步将蛋白质分解成多肽及氨基酸。尽管蛋白质能够产生能量，但为了消化蛋白质，身体必须耗费更多能量，还得处理遗留下来的酸性物质。换句话说，蛋白质是一种能量源，所消耗的能量比制造的更少。而这类体内多余废物要排出体外，唯有靠酵素分解成更小的分子，所以说酵素是人体内最佳的清道夫。

使用者体验

便秘 —— 王小姐 / 31 岁（家庭主妇）

使用前：可能因为作息不规律，晚睡，经常不吃早餐，还爱吃肉食，所以一直都有便秘问题，一个星期大概两三次，生孩子的时候更严重了。怀孕 7 个月的时候需要用开塞露才能解决，生完孩子之后也一直没有改善，每次上厕所都很痛苦，问过医生，试过食疗，也是时好时坏，很害怕自己会得什么病。

使用后：在同学的推荐下，试着喝了 15 天左右的酵素，便秘有很大改善，"上大号"现在成了一种享受，没有了以前的焦灼不安，每天都能正常排便，浑身都觉得轻松了，整个人神清气爽。

便秘 —— 宋先生 / 35 岁（公司主管）

使用前：便秘问题困扰了我很多年，由于工作原因，每天坐着的时间比较长，一周排便只有两三次，更糟糕的是长期便秘增加了肠胃道的负担，还带来了口臭、腹胀的问题，让我非常着急。

使用后：喝了酵素之后，改善情况很明显，几乎每天都排便。便秘引起的其他问题也都开始好转，现在身体舒畅了，心情也跟着好起来，整个人自信了很多。

消炎作用

消炎作用是改善体质的功能之一。炎症是指细胞某部位受破坏损伤，病菌开始生长繁殖。炎症并不能全靠酵素来治疗，酵素只是扮演搬运白细胞、增进白细胞功能的角色，并给损伤的细胞提升抵抗力，也就是说基本上对抗炎症仍要靠人体本身的抵抗力才能真正治疗。那些常被称为特效药的抗生素虽能杀死病菌，但却无法使细胞再生。

酵素能诱发、强化白细胞的抗菌功能，并清除入侵的病菌与化脓物，所以对发炎部位有着相当大的助益。

酵素对许多炎症性疾病有良好效果，如胃溃疡、十二指肠溃疡、大肠溃疡等。胃溃疡病因很多，有些是胃部受伤引起的炎症，另外则是由幽门螺旋杆菌引起的。

外科治疗法，只要切除患处就完成任务了。内科治疗法则是先用镇痛剂止痛，再用制酸剂缓和胃的酸度，可使炎症不再蔓延，不过这样很难治好病，并且是消极的方法。

酵素疗法比内科疗法更为积极。酵素对炎症细胞有强大的消炎作用，可逐渐分解发炎所产生的物质，再分解病菌所形成的废物。酵素除了有很强的直接消炎作用外，还有间接作用，可以有效促进细胞复活，提高解毒能力，并能净化血液，有助于搬运细胞新生所需的营养素，排出化成废物的病毒，这些综合作用对治疗疾病的重要性不言而喻。

这需要多种酵素在体内一起发生作用，如果只有少数酵素，功能将受到限制，效果也不大。

综合酵素液含有细胞代谢所需的大量的碳水化合物，当酵素被分解后，就变成易于燃烧的单糖（葡萄糖及果糖）进入体内，除了协助消化器官外，还是体内代谢的动力。这和吃东西的情形大不相同，酵素既不会让伤口扩大，也不会带给胃过多的负担，相反，却能让患病部位获得充分休息。

综合酵素对消炎作用有效，主要理由在于直接作用与间接作用，消除自由基以及去除 T 细胞上的附属分子CD44 等。

使用者体验

胃酸、胃胀——刘先生 / 35 岁（转业干部）

使用前：我肚子总是胀气，吃药也没什么效果，喝了两天酵素后感觉肚子舒服多了。我的胃反酸也非常严重，经常睡到半夜就会感觉反酸到喉咙，要坐起来才行！在将近10年的时间里，我每天都要吃药，有时候忘了带药去单位，还要托人送过来。医生说胃酸很难治好，只能吃药控制一下。我本身对营养品很排斥，但在老婆的强力推荐下还是试了试酵素。

使用后：喝酵素半个月后，胃酸胀的状况明显好转，夜里再也没有反酸，现在老婆和我都能睡个安稳觉了。在服用酵素期间，只吃过一次胃药，这更让我坚定了一直服用下去的信心。

肠胃炎——刘女士 / 63 岁（退休在家）

使用前：我是30多年的肠胃病患者，之前腹泻情况非常严重，每天都要去五六次厕所，下腹部也常常感到疼痛，一直都是靠中药调理。有一次儿子的朋友来家里拜访，给我带了几盒酵素，让我试一试。

使用后：自从停药吃酵素以来，排便正常了，精神也变好了。身体上的不舒服消失了，还可以24小时帮忙带宝宝。感谢酵素给我带来的变化！

抗菌作用

人体在利用白细胞杀菌的同时，体内的酵素也在发挥作用，它一方面会把体内的病菌杀死，另一方面，还能促使细胞增生，达到根本治疗的目的。由于病原菌（如细菌、病毒或真菌等）细胞的组成成分主要是蛋白质及碳水化合物等，在综合各种不同功能的酵素的联合作用下，通常可达到抗菌，甚至杀灭病菌的目的。

使用者体验

慢性支气管炎——吴先生 / 64岁（退休）

使用前： 我患有慢性支气管炎多年，一直咳嗽，爬楼梯总是气喘吁吁的。想要戒烟又戒不掉，每天睡觉的时候咳得床都跟着震动。冬、春季节最是难熬，由于病症反复发作，导致我身体消耗非常大，看过很多医生，也吃过很多药，却一直没办法根治。后来女儿带了酵素回家，我想反正都买回来了，虽然心疼钱，但还是坚持服用了一段时间。

使用后： 服用酵素之后，睡觉的时候咳得少了，肺功能好转，开始排痰。上楼也没有之前那么喘了，整个人都精神了很多，开始享受退休生活！果然一分钱一分货，感谢酵素给我带来了健康的晚年生活！

支气管炎——陈先生小孩 / 5岁（学生）

使用前：可能是小时候没有喝母乳，所以抵抗力差，长大之后患了支气管炎，一直咳嗽，每次都要吃药很久才见效。因为总是频繁地咳嗽，家人索性买了一台雾化机放在家里，但是效果并不是很好。

使用后：服用酵素以后，情况明显好转，睡觉比之前更安稳了，在学校里逐渐活泼开朗起来，功课也有所进步，一家人都非常开心。现在他每天去学校之前都会自己在小水壶里泡一袋酵素。

疱疹性咽炎——杨小姐女儿 / 4岁

使用前：最近在小朋友身边疱疹性咽炎高发，我女儿周一去幼儿园时很正常，周二早上4点多突然开始发热，我赶快爬起来冲了酵素给她喝，然后带去医院。紧接着宝贝就发热到40℃，我担心她年纪小就没有给她挂盐水，一直冲酵素给她喝。

使用后：服用酵素之后，她的体温一直维持在38℃，两天之后体温恢复正常。感谢酵素让我家宝宝减少了痛苦。

分解作用

酵素可以帮助人体组织细胞分解、代谢，排除患处或局部组织器官残留的二氧化碳、外来异物、细菌、病毒，以及人体代谢废物等，使身体恢复正常状态。而尿酸的产生，是蛋白质成分的氨基酸在缺氧情况下未经氧化所形成的，尿酸过高会造成关节疼痛，甚至痛风。禁食高嘌呤的食物（如豆类、肉类制品等）并非减少尿酸的唯一方法，体内若有充足的酵素，即可加强氧与二氧化碳的新陈代谢，使尿酸的形成减少。

使用者体验

痛风——潘先生 / 30 岁（运营经理）

使用前：我痛风很严重，脚肿得很厉害，几乎每个星期都要痛一次，去医院看了也没什么效果，非常折磨人。后来朋友推荐了酵素，开始的时候一直持观望态度，但是有一次实在痛得不行，就抱着试一试的心态喝了。

使用后：可能因为刚开始喝，第二天仍旧痛到不能走路，但是不久就见效了，痛风症状开始缓解。现在已经喝了快 2 个月的酵素，痛风症状改善了很多，差不多有一个月没痛过了。非常感谢推荐给我好产品的朋友，让我脱离了痛苦。

人体内乳酸堆积过多时，会造成身体疲倦、肌肉酸痛；氨浓度太高会引起精神疲劳、打哈欠，甚至心烦焦虑。葡萄糖在缺氧的情况下，会导致体内乳酸未能完全氧化而产生酸性代谢物，使大肠蠕动减慢而滞留，造成便秘或排便困难，以致粪便中的蛋白质被细菌分解。人体内若有充足的酵素，可以调整血液、组织酸碱平衡，并促进大肠蠕动，帮助排便，排除毒素，从而使乳酸及氨量减少。

使用者体验

头痛——沈小姐 / 26 岁（平面设计师）

使用前：头痛不是什么大病，可是一旦痛起来就什么事情都做不了，不仅头痛还心烦。去医院排队做了各种检查，也没查出来是什么问题，就一直用止痛药压着。

使用后：吃了一段时间的酵素，头痛竟然自己缓解了，现在已经很久都没头痛了，家里的止痛药都放过期了！

失眠——阮小姐 / 31 岁（公司采购）

使用前：一直都明白睡眠时间和质量的重要性，但工作、生活压力一大，就容易失眠、多梦、易醒。晚上睡着的时候，一点动静也会醒，被吵醒之后就很难再入睡，虽然有睡意，但头脑却是有意识的，整个人昏沉沉的，越想睡越睡不着。晚上睡不好，白天整个人蔫蔫的，无精打采，气色不好，人也老了好几岁。

使用后：服用酵素 20 多天之后，发现睡眠有明显的改善，晚上 10 点左右就睡意浓浓，而且睡眠质量也很好，一觉无梦，睡到天亮。现在，即使老公看球赛也影响不了我睡觉。睡觉好了，气色和精神也跟着好了，感觉自己又年轻了好几岁。

失眠——张小姐 / 27 岁（行政主管）

使用前：以前睡觉总是睡不安稳，夜里断断续续地醒来。第二天早晨起床之后，就觉得头疼发沉，整天无精打采，胸口一直觉得有什么堵着，连呼吸都感觉困难。有时整夜睡不着，睁着眼睛到天亮，白天又觉得好累好累，但就是不想睡觉，眼睛充血、胀痛得厉害，后来失眠久了，还出现了偏头痛，整个人一天到晚没有精神。

使用后：服用了酵素之后，终于可以一觉睡到天亮了。因为睡眠足了，精神好了很多，每天看到清晨的阳光都觉得很开心，一整天都精力充沛，工作业绩也有所提升，交到了许多新朋友！

净化血液

酵素能分解并排除血液中因饮食不当、环境污染等所产生的毒素及有害胆固醇、血脂，疏通血管，净化血液，恢复血管弹性并促进血液循环，使肩膀不再酸痛，脱发或挥鞭样损伤也得以改善等。

酵素辅助体内所有的功能。在水解反应中，消化酵素分解食物颗粒，并贮存于肝或肌肉中，这些贮存的能量稍后会在必要时通过酵素转化给身体使用，以建造新的肌肉组织、神经细胞、骨骼、皮肤或腺体组织。例如，有一种酵素能转化饮食中的磷为骨骼。

此外，酵素还分解有毒的过氧化氢，并将健康的氧气从中释放出来；使铁质集中于血液，帮助血液凝固，以利于止血；促进氧化作用，制造能量；催化尿素的形成，经由尿液排出氨化物；协助结肠、肾、肺、皮肤等，将有毒废物转变成容易排出体外的形式以保护血液。

使用者体验

关节痛——谢先生 / 40岁（教师）

使用前：我以前一到下雨天膝盖就会酸痛、胀痛，走路都很难，总感觉膝盖的地方酸酸麻麻的，一动就痛得不行。我求助过中医和西医，但都没有什么效果，后来了解到酵素可以调节身体状况，就试着开始喝。

使用后：没想到吃了一段时间酵素之后，之前下雨天会痛的膝盖，只有一点酸了，已经不影响正常行走，估计再服用一段时间就没事了。这个困扰我多年的老毛病就这么消失了，真是太开心了！

肾结石——张小姐 / 30岁（经理）

使用前： 去年查出两个肾都患了结石，并且是多发性的石头，经常痛到没办法。曾经因为疼痛请了很多次假，严重影响了我的工作和生活。直到有一次我做护理的朋友建议我试试酵素，改善一下身体状况，我出于对朋友的信任才开始服用酵素。

使用后： 在没有吃药的情况下，我开始喝酵素，最开始感觉疼痛有点减轻，两个月之后，疼痛完全消失了。再去医院检查，发现石头已经无踪影了。非常感谢酵素给我带来的好转。

促进细胞新生

酵素能促进正常细胞增生及受损细胞再生，使细胞恢复健康，肌肤富有弹性。

现代医学课题已由过去的病毒性疾病转移到与免疫功能有关的疾病了。所谓免疫功能，就是一种具有排除由体外侵入的异物、病原体，或者在体内产生的异物、病原体之功能，担任这一任务的主要角色就是白细胞。具体而言，就是嗜中性白细胞、巨噬细胞、T细胞以及B细胞等。

由体外入侵的异物（抗原）进入人体时，嗜中性白细胞以及巨噬细胞会首先迎战，尤其当巨噬细胞吞下细菌时，信息立即传到T辅助细胞，T辅助细胞就会命令B细胞制造破坏此异物的抗体，以消灭这些不速之客。人体也有所谓的T抑制细胞，能够避免制造太多抗体，维持均衡的抗体生产。

免疫功能是非常精巧的，一旦免疫系统出了问题，就会导致免疫力降低，危害生命。癌症患者在服用酵素产品后，症状有明显改善，甚至好转，主要是因为酵素能分解癌细胞，借由提升免疫力间接达到治疗功效，并有抑制肿瘤继续生长或转移的作用。

使用者体验

白发——张小姐 / 37岁（护士）

使用前： 我头顶有较多白发，都长在表面，看起来人老了十多岁，用了各种洗发水和偏方都不管用，最后为了遮白发还要特意去染发。

使用后：喝了一段时间酵素后，白头发变少了，不注意时几乎看不到白发了。周围的朋友和同事也觉得很神奇，说我整个人都年轻了好多！

贫血——张女士 / 47岁（公务员）

使用前：我以前蹲下一会儿，站起来就头晕眼黑，以为是贫血，上医院检查，医生说是血压低，也没有给出什么肯定的答案，只说可能是我体内造血功能不好而引起的低血压。以前血压最低时只有86/48毫米汞柱，吃补血类的药物，效果也不是很大。

使用后：服用酵素一段时间之后，我测了下血压，发现血压已经是107/56毫米汞柱，上升的效果很明显。同时，我还看到有的高血压朋友血压降了下来，一直很稳定。我觉得酵素很神奇，已经推荐给周围的很多朋友服用了。

酵素降低心血管疾病发生的概率

在中国传统医学里，许多昂贵的补品都具有高度的清血功能，其目的不外乎改善循环系统。简单地说，当血小板凝结时，血液的黏稠度自然会增加，此时血流的速度变慢，甚至形成血栓，造成心脏疾病或者脑血管病变。食用具有清血功能的补品，就是要使血液黏稠度降低，使血流顺畅运行，促进新陈代谢，而酵素具有消炎、抗血小板凝结、促进血栓溶解、促进胆固醇斑块溶解等作用，所以能改善心绞痛，改善血栓静脉炎，减少心血管疾病及脑卒中发生的概率，因此，酵素对人体的循环系统具有很大的功效。

使用者体验

高血压、高血脂——胡女士 / 58岁（退休在家）

使用前：我从30岁开始就患有肝炎、胃炎，这些年血压和血脂升高，稍微累一点就头晕，每天在家里都没精打采的，看到那些退休之后仍然精力充沛的小姐妹们很是羡慕。孩子一直很关心我的身体，听说酵素可以调理体质之后，推荐我吃酵素。

使用后：连续服用酵素5个月之后，身体状况好转了很多，再也没有吃过药。现在不仅帮忙带外孙，还经常和小姐妹们出去逛街、买菜，生活状态改变了很多！

心血管疾病一直是中国人十大死亡病因之一，其危险因子有高血压、高胆固醇、空腹血糖过高等，而肥胖更是其中之一，且是主要危险因子。因为肥胖会影响到代谢系统与凝血系统，增加心血管发病概率。再加上部分过度肥胖者，为了减肥而控制所进食的热量，压力过大，造成营养失衡，或者暴饮暴食，更会造成免疫力快速下降等不良后果。酵素具有预防心血管疾病的功能，可提升免疫力，可以说是肥胖者最佳的营养补给品。

酵素增强免疫力，
发挥强力排毒作用

酵素具有增强免疫力的作用，可以促进人体自然"杀手细胞"与巨噬细胞的功能及作用；能够激发细胞制造具免疫功能的生化因子。

生物体内所有细胞的活动都要依靠酵素，所有新陈代谢的过程也都需要酵素全程参与，一旦有毒性物质产生或侵入，必由酵素挺身而出，先行分解，人体才能排出毒物。

目前，从世界各国的研究报告与医学文献中得知，酵素至少被证实具有以下功能：

- 抗炎杀菌。
- 舒缓肌肉与关节损伤。
- 去除伤口坏死组织，具有清疮作用。
- 改善关节炎的肿痛症状。
- 促进手术伤口的复原。
- 重建消化道功能。

- 降低心血管疾病与脑卒中的发生的概率。
- 改善呼吸道功能。

使用者体验

湿疹——于先生小孩 / 7岁10个月（学生）

使用前：一般小孩的湿疹在长大之后都会随着抵抗力的增强而变好，但因为我家小孩体质较差，现在还有湿疹问题。严重时湿疹成片红色，手上长水泡，腿上、耳朵后都有，奇痒无比，晚上痒得睡觉也难安稳。在学校上课，有时候腿上痒了，也只能隔着裤子抓挠。看过医生，说是过敏体质，没法根治。

使用后：后来听朋友说酵素可以消炎、祛痘、改善肌肤、增强免疫力，买了几盒试试。同时外加涂抹，当天晚上就没有那么痒了，红色也消退了下去，几天之后就慢慢开始干瘪蜕皮了，多年的湿疹难题就这样完全治愈。小孩功课也有了进步，人也开朗活泼起来。

牛皮癣——毛小姐母亲 / 56岁（退休在家）

使用前：妈妈的牛皮癣已经十几年了，去过许多城市看病，吃过药也打过吊针，不知是不是体内产生了抗体的原因，每次都是开始一段时间有效果，但后来就都没用了。这么多年来，妈妈一直没有找到有效的治疗方法，已经成为顽疾。

使用后：坚持服用酵素之后，妈妈身上的红色斑点渐渐消退，变成淡淡的褐色，几乎难以辨认，蜕皮变少了，也不痒了，是酵素为我妈妈调理出了健康的皮肤。现在，喝酵素已经成为我们家人生活的一部分。

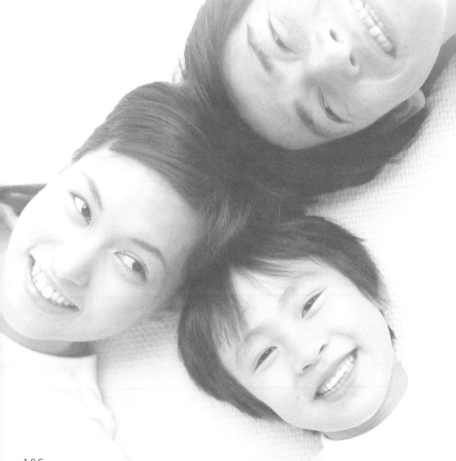

酵素可防止皮肤快速老化

皮肤是人体面积最大的器官，也是外人最显而易见的重要指标。人开始老化时，皮肤最容易表现出来。因此，使皮肤老化速度减缓、常葆青春是大家迫切希望的。

老化的皮肤产生皱纹，又干又薄，色泽不良，虚弱无弹性，有些老年人的皮肤甚至是透明的，像羊皮纸一般。在皮肤极松弛或常摩擦的部位，如腋下及女性的乳房下方，可能会形成表皮垂肉状小瘤。这类小瘤通常出现在四十几岁的女性及五十几岁的男性的身上，绝大部分是良性的，很少是恶性的，但有时也可能是皮肤癌的前兆。

皮肤老化有时候会产生脂溢性角化病，这是棕色突起的斑点，看起来很像疣。虽然它不致危害健康，但有碍观瞻，可以刮除或用液态氮消除。

日光性角化症则发生在长期接触阳光的皮肤部位，而且最常出现在金发及红发者身上，样子像小疣，但表面粗糙，有时摸起来硬硬的，颜色多半是深色，不像脂溢性角化病多半是棕色的。

老人斑又名肝斑,医学上称为着色斑,也是皮肤老化的征象之一,面积大而扁平,形状不规则,颜色与周围皮肤不同,多出现于皮肤最常曝晒之处,例如脸部、手背及双脚。

随着年龄的增加,皮肤开始出现小小的鲜红色的樱桃状血管瘤,大约85%的老年人都会有。多半长在躯干,不在四肢,这类血管瘤只是扩张的小血管,对人体无害。

另外一种皮肤老化的征兆为紫癜,多出现在皮肤薄、无弹性、失去脂肪和结缔组织的老年人身上。随着年龄的增加,皮下血管无法得到良好的支撑,因此很容易受伤。如果这些痕迹出现在衣着覆盖的皮肤上或与身上某处流血同时出现,就必须就医。

皮肤老化的自然结果是流失弹力蛋白和胶原蛋白,皮肤细胞重生速度减慢,汗腺的数量减少和皮脂腺分泌的皮脂量下降等,这些现象都会因日晒、情绪不良、压力过大、营养不良、体重反复升降、酗酒、污染及抽烟而加速恶化。其中最严重的危险因子就是阳光中紫外线的伤害。

酵素具有活化细胞、修复皱纹、防止老化等功能,且可促进新陈代谢,使肌肤看起来容光焕发。人体除了内部细胞组织有许多天然酵素外，皮肤中也有功能不同的酵素。有些酵素可帮助深层皮肤细胞生长，使养分被阻的皮肤细胞再度运作；有些可抵御紫外线对皮肤造成的伤害，抑制皮肤表面黑色素的形成，进而对抗由阳光曝晒所造成的皮肤老化；有些则可以使老化皮肤的死细胞剥落，甚至促进肌肤内胶原蛋白与弹力蛋白的形成，而胶原蛋白与弹力蛋白正是维持皮肤弹性和紧密细致的重要物质。食用天然综合植物酵素，对活化人体皮肤细胞具优异效果，而活性酵素所拥有的强盛活力，可深入皮肤组织，是养分最佳的传送媒介。

使用者体验

紫癜——张小姐 / 31岁（会计）

使用前：过敏性紫癜已经困扰我两年了，腰不舒服，总觉得人没有力气。看了很多医生，都只说主要是身体抵抗力下降，加上有些过敏原作怪。夏天看到别人穿着美美的裙子去逛街，我都很羡慕。吃了一年的药，紫癜颜色偶尔会变浅，但是一直治疗不彻底。

使用后：喝了酵素之后，一条腿上的紫癜几乎看不出来，红疙瘩也渐渐消失了，现在另外一条腿上的紫癜也在慢慢消退。压抑多年的心情变轻松了，终于可以在夏天穿着美丽的裙子出门啦！

皮肤过敏——刘小姐/30岁（个体户）

使用前：我本来就皮肤薄，三月份的时候突然紫外线过敏，就一直在医院打吊针，然而却反反复复好不了。到四月二十几号朋友介绍了酵素，就一直在喝，我每次喝完还留点喷脸上。

使用后：喝的过程中长了不少痘痘，朋友告诉我这是排毒，是好转反应。我继续喝了1个多月之后，过敏平息了。到现在喝酵素已经好几个月了，以前困扰我的剖腹产疤痕疼痛，现在没有感觉了，并且脚气也好了。

皮肤过敏——林小姐/29岁（程序员）

使用前：我腿上会莫名出现一些斑，去医院检查之后，也说不出是什么原因。腿上的斑让我很不自信，老公总是说我烂腿，我的心情也跟着变糟。后来大学同学介绍了酵素，我一直当做调理身体的食品在用，根本没有想到会对我腿上的斑产生效果。

使用后：服用酵素之后，斑变淡了，皮肤也被修复好了。穿裙子出门的时候，再也没有人投来异样的目光，现在心情变好，人也开朗了很多。

| 酵素可改善的症状 |

肥胖

　　酵素可有效瘦身减肥，这是理所当然的。食用综合酵素的同时也一并施行运动、饮食控制，并持之以恒，效果更明显。

使用者体验

肥胖——王小姐 / 28岁（全职妈妈）

　　使用前：我体重108斤，但是女孩子都爱美，总想着让自己再瘦一些。试过很多减肥的方法，都因为自己嘴馋，最后放弃了。后来开始接触酵素，一直把酵素当做养生饮品在服用。

　　使用后：服用酵素之后，没想到不知不觉瘦了，以前的裤子穿在身上竟然开始往下掉。排便顺畅了很多，气色也开始好起来了。现在体重只有96斤，而且吃了大餐之后也不会反弹，感觉很健康，整个人的状态非常好，身体又回到了青春年少的状态。

肥胖——葛小姐 / 31岁 (广告文案)

　　使用前：虽然大家都觉得我偏胖，但是我一直没觉得自己有减肥的需求，朋友推荐了酵素之后，因为味道不错，就当做养生饮料一直在喝。

　　使用后：接触酵素之后，每天定时喝两杯，一段时间后开始排黑便，胃口也好了很多，但没想到竟然瘦了8斤。突然发现，可以穿进S码的裙子了，而且走在街上回头率猛增，真的好开心。

　　人体内的脂肪会囤积在肝脏、肾脏、动脉和毛细管中，吃下无酵素的食物（脂肪酶已遭破坏），不仅会导致肥胖，而且还会促使器官产生病变。

　　加热后的精致食物，会使人体脑垂体腺的大小及外观发生剧烈改变，这可由动物脑垂体腺切除后，引发血液中酵素数量的增加来证明。酵素会影响分泌激素的腺体，而激素也会影响酵素的数量。

　　由于熟食的过度刺激，会导致胰腺和脑垂体腺过度分泌，全身会因此变得懒洋洋，甲状腺的代谢功能下降，于是变胖。生食较不会刺激腺体，体重的变化自然少。最明显的证明，就是当农民用生的马铃薯喂猪时，猪相对不容易养胖，这是由于生马铃薯中的酵素发挥了作用；不过，若用熟马铃薯喂猪，猪就容易胖。因此，利用酵素减肥，可以运用断食法来配合，每星期断食1～3次（通常1次就够），每次16～24小时，断食期间以酵素补充体力，并配合运动、喝水，减肥效果甚佳。

鼻子过敏

鼻子过敏会常流鼻涕，鼻涕的主要成分之一是黏稠状多肽（人体中蛋白质分解产物的一种），所以若有能分解蛋白质与多肽的酵素（蛋白酶），就能改善症状。

肛肠疾病

肛肠疾病包括肛裂、痔疮、脱肛、肛瘘等，都会引起炎症。其中肛瘘的症状为脓流出肠管，其他种类肛肠疾病的症状是血液凝固、血管肿大、断裂，这些症状大多是因一些人体正常功能外的不必要的蛋白质及病菌引起的，而酵素可分解蛋白质以及净化血液，有分解病毒、抗菌、抗炎、活化细胞等综合效果。所以，食用酵素对治疗肛肠疾病有效。

使用者体验

痔疮——吴先生 / 30岁（招商经理）

使用前： 我一直有体重困扰，后来又得了痔疮，每天都坐不住，真的很难受。我也不想去医院进行治疗，觉得去医院太丢脸了，加上我不爱吃蔬菜、水果，所以痔疮一直是我的难言之隐。后来我听说酵素可以减重，于是开始每天服用酵素。

使用后： 一段时间过后，反复发作的痔疮消失了，体重也有所下降。排便轻松了许多，再也不担心吃辣椒之后痔疮火辣辣的了，工作起来也更加得心应手，这都要感谢酵素给我带来的改变。

"青春痘"

"青春痘"医学上称为痤疮，是人体激素分泌旺盛的一种正常现象，但是若处理毛囊内的分泌物时受到细菌感染，使毛囊发炎而变成"烂痘"，便成了病症。要是再处理不当，使每个毛孔发炎，那就

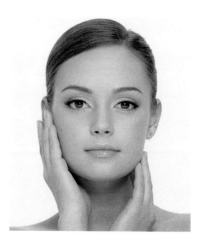

酵素能活化细胞，滋养皮肤

要满脸"红痘"了。食用酵素后不仅可抑制炎症、抗菌、消除"青春痘"，对皮肤保养（因为细胞活化了）也有很大助益。

使用者体验

青春痘——周小姐 / 25岁（记者）

使用前：我属于油性皮肤，加上工作、生活压力很大，脸上就一直长痘。试过很多方法治疗，但让我抓狂的是无论用什么方法，最后脸上的痘痘都会复发！后来看到周围的朋友在吃酵素，我也决定试一试。

使用后：第一个月并没有什么反应，两个月之后开始出现好转，但是有轻微的头痛，在我了解到这是正常的"瞑眩反应"之后，又坚持吃了一个月，脸上的痘痘终于彻底好了，没有再复发。最让我惊喜的是，酵素不仅结束了我的"战痘"生活，还调理了我的月经。以前我的月经特别没规律，有时两三个月来一次，有时几个月都不来，我以前看过很多医院，中药、西药都吃了不少，却一直没能治好。在我几乎已经放弃治疗的时候，没想到居然被酵素调理好了，真是太高兴了！

脱发

头皮下的微血管若受到压迫会变得细小，加上毛根细胞中的废物排出，流进血管，使血管更不畅通。血管无法畅通，常因为有蛋白质及脂肪为主要成分的不良物质阻碍（如血栓），而酵素能同时分解并排出废物，促进血液流通，输送养分。倘若血液流畅，营养就可以到达所需之处，毛根细胞亦随之活跃，当然可以重新长出头发。

其他女性疾病

酵素对于女性的生理调理也有特别好的效果。

使用者体验

月经不调——黄小姐 / 26岁（销售助理）

使用前： 每月的经期简直是我的噩梦，来"大姨妈"的前三天抽筋似地痛，更痛苦的是吃什么药都不管用。加上夏天一来，实在是热得不行，也顾不上忌口。每个月的那几天都在热和痛之间受折磨，恨不得自己是个男人，这样就不用忍受痛经的折磨了。

使用后： 没想到才喝了半个月酵素，来"大姨妈"的时候竟然不那么痛了，只是稍微有些胀，整个经期都顺畅了很多。以前月经只有暗黑色的一点点，现在月经基本正常，连我自己都觉得有点儿不可思议。

月经不调——李小姐 / 38岁（电视编导）

使用前： 35岁开始停经，去医院检查卵泡还在正常生成，身体器官也没问题，但就是不来月经，吃过黄体酮，身体也没什么反应。后来有一次感冒，想试试酵素对感冒的效果如何，就开始接触酵素。

使用后： 吃了一周酵素之后，感冒好了，同时小腹开始有些胀痛，没想到几天之后居然来月经了。虽然只来了半天，但还是很兴奋。后来我就一直坚持吃酵素，第二次来的时候，已经达到三天的量了。两年半没来的月经又回来了，让我非常开心。

乳汁不足——华小姐 / 29岁（个体经商）

使用前： 哺乳期奶量一直不多，看着宝宝一直呀呀叫着要喝奶，心里那个着急啊。好不容易有些奶了，小家伙吸着乳头不放，痛得我眼泪直流，又不敢喂奶粉，怕她习惯了吃奶粉不再喝母乳了。

使用后： 喝了一段时间酵素之后，明显感觉奶量增加，小家伙终于可以吃饱了！我感觉自己的皮肤也变好了很多，腰酸背痛也得到了缓解，真的是太惊喜了！

不孕——胡小姐 / 32岁（护士）

使用前： 跟老公结婚后，生活平静甜蜜。因为我们两个都非常喜欢小朋友，于是决定要个小宝贝，无奈我的肚子一直没有动静。这一年之中试了很多方法，还是一直未孕，一想到自己都30多岁了，就越发着急。朋友说我身体状况不好，建议我吃酵素调养。

使用后： 先是感觉自己排卵规律了好多，但是没想到这么快就有了自己的宝宝！老公和婆婆都高兴坏了，非常感谢酵素给我们家带来了一个小天使！

不孕——刘小姐 / 38岁（公司主管）

使用前： 我和老公结婚8年，一直都未生孩子。开始以为两个人年轻就没管这些，两个人都在拼工作，想趁年轻先多存点钱再说，后来自己年纪大了，还是一直没有怀孕，家人都非常着急。五六年前做过试管婴儿也失败了，几年来一直辗转于各个医院，简直身心惧疲，后来同事推荐了酵素，当时想着试试吧，反正是没有害处的，就和补钙、补维生素差不多。

使用后： 服用酵素半年之后，我不仅成功当上了准妈妈，多年来的偏头痛也被治愈了。现在才知道，多少钱都比不过家庭的完整和美满，现在全家人都非常期待我们小宝贝的诞生。

第五章

自己动手做酵素，
制作过程完整教

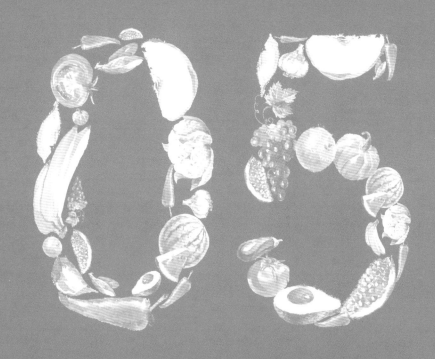

全方位的综合酵素产品应是能分解蛋白质、碳水化合物、脂肪三大营养素的酵素,最好还含有其他酵素（例如抗氧化酵素）， 这样的酵素对于一般人保健而言才是最佳的选择。

目前，工业上所使用的酵素一般都是从蔬果中提取发酵而制得的， 市面上那些液态的综合植物、 蔬果酵素产品，不仅使用方便，也十分符合食补、 食疗的精神，所以相当受欢迎。

由于蔬果中含有丰富的酵素，所以可以自己动手制作。通过自然发酵的过程，我们可以从蔬果中抽取含有酵素的成分，做成蔬果汁之类的饮品，这对于我们直接吸收天然酵素是十分简易有效的。尽管发酵过程中会有微生物菌体的存在，但其中含有大量有益的酵素，有人把酵素说成过期的果汁是言过其实的说法。那么，究竟该如何制作酵素呢？本章将公开天然酵素自制的秘方，让大家在家也能做出优质的酵素。

制作之前的准备

做酵素的材料要新鲜，而且要提早两天将材料买回来洗干净，自然晾干。不要放进冰箱。所用的砧板、刀具和玻璃瓶一定要使用专用的，用前洗干净，擦干，千万不要沾到水分或油。

另外，需要注意的是，如果几个人一起做酵素，会因每个人不同的心情，影响酵素产生不同的效果。所以在切水果或蔬菜时要净心，将身体能量提升，以正向的能量和心情制作。

制作时的注意事项

● 制作时最好加入发酵用种菌，如活性酵母粉、酸奶冰激凌、发酵用乳酸菌等，或者加入纯酿造醋以替代。每次制作后的残渣也可保留一部分，当做下次制作时的种菌使用。

● 制作过程中，刚开始发酵的前四五天，最上面一层会有白色泡沫，也可能有黑点，这些黑点是霉菌，要拿掉，否则会使酵素变坏。

● 玻璃瓶内的材料装八分满就够了。开始发酵的前四五天，瓶盖不要盖紧，这些做法都是为了让发酵的气体逸出，否则可能会"爆盖"。可以用布盖住瓶盖，尽量避免受到外在的污染。过四五天后打开盖子再看，注意有没有黑点，有没有苍蝇卵在瓶盖内等，如果没有任何问题，才能 把盖子拧紧，外面用纱布包住，再放30～40 天就可以食用了。

● 制作时原则上不宜加水，这样才能做出纯浓酵素液。加水发酵制作也可以，但除非发酵完全，否则质量较差。加水制作酵素时，会有大量气体冒出， 甚至将瓶上的塑料布顶破鼓起，所以要注意。

● 酵素做好后置于阴凉处，不可放进冰箱里，以免沾到寒气和水分，要防止发霉。

制作完成之后

酵素制作完成后可经常饮用，每天不限次数。肠胃好的人可以在空腹时喝，效果最佳。若肠胃较弱，可在饭后喝。饮用时可以不加稀释，也可依个人喜好稀释后再喝。

总之，自制酵素看起来容易，其实变量很多，不一定成功，尤其是初学者，难免忽略细节，导致心血泡汤。

此外，在此必须提醒的是，自制酵素还是有风险的，它与制作冰激凌、酸奶一样，过程有些专业，万一制作过程中有杂菌污染而损害身体则得不偿失！所以，我还是建议大家仍以购买专业公司生产的酵素为上策。

下面我介绍几款适合在家制作的酵素，有兴趣的人可以试试。

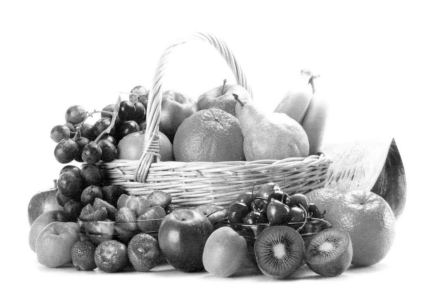

单一蔬果酵素自制法

菠萝酵素

在天然植物酵素中，菠萝可说是相当重要的原料，除了抽取菠萝酵素外，其他营养成分也会一并取得。

容器

干净玻璃罐1个（如制作原料10千克，需要约45升的瓶罐）。

干净大平盘1个（塑胶制作的便可，盘中有沥水孔才行）。

材料

有机栽种菠萝，共重约10千克，少农药者为佳；褐色冰糖（约5千克）最好，砂糖也可，最好是红糖或黄砂糖，菠萝与冰糖比例约2:1；纯酿造米醋1瓶（约500毫升）。

制作方法

先将菠萝洗净（要用过滤的清洁水，不可用自来水，双手与容器均要保持洁净），放在大平盘上，上面覆盖干净纱布，让菠萝充分沥干。

将玻璃罐洗净，并用沸水烫过或在沸水中煮过，灭菌后取出，罐口朝下，让水分完全沥干。

手充分洗净，将菠萝连皮切片，与褐色冰糖一层又一层地交叉置入玻璃罐内，即一层菠萝，一层褐色冰糖，再一层菠萝，直到冰糖用完。最后加入一瓶米醋，然后加盖，但不可盖太紧，以免空气膨胀爆盖。

手戴干净的塑胶手套，每天将罐中材料充分搅拌，连续搅拌1周便可。

注意事项

头几天菠萝会因发酵而产生汁液，加上产生的气体而浮于液面，时间届满时（一般夏天1个月，冬天3个月）可盖紧瓶盖，不再会有任何气体产生。当原料表面有些许脱水状态而产生皱折时，便可用经沸水烫过并沥干净的滤网与勺子，将酵素液滤出。

产生的酵素用玻璃容器装瓶，放室温阴凉处可放1年左右。若希望稀释饮用，则应放置在冰箱中冷藏，并在当天喝完。

自制酵素后的菠萝原料可收集后放冰箱里冷藏，当水果吃，有益健康。一般可贮存半年左右。

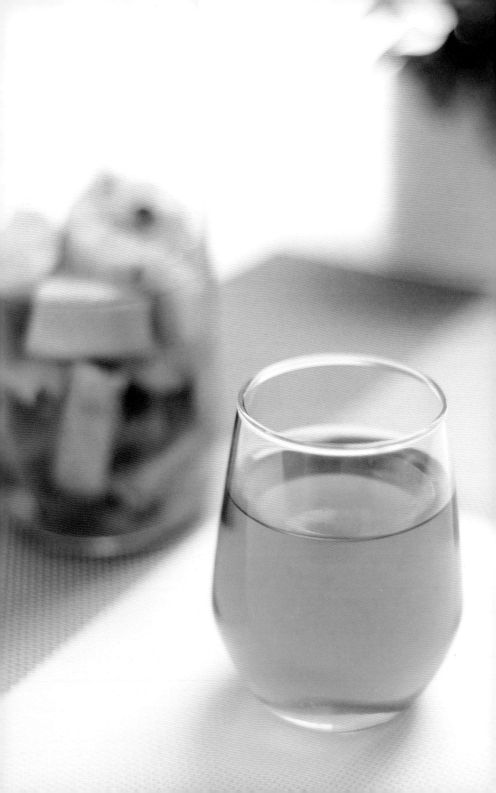

制作重点

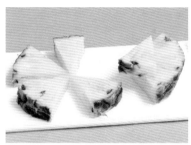

1. 菠萝充分洗净，连皮切成片。

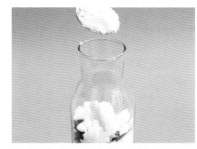

2. 玻璃瓶中一层菠萝一层糖。

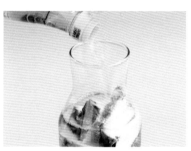

3. 装至八分满，最上层为糖，再加入纯酿造米醋。

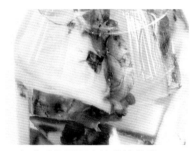

4. 完成后放置阴凉处待其发酵。

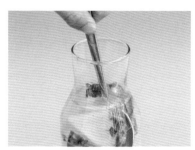

5. 持续一周后，手持沸水烫过的大汤匙，将灌中材料充分搅拌。

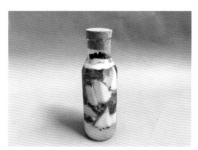

6. 刚开始几天，最上面一层会有白色泡沫，也可能有黑点；黑点是霉菌，要拿掉，否则会使酵素变质。

127

木瓜酵素

容器

干净玻璃罐1个（如制作原料10千克，需要约45升的瓶罐）。

干净大平盘1个（塑胶制作的便可，盘中有沥水孔才行）。

材料

青木瓜600克，纯酿造米醋1瓶（约500毫升），纯寡糖浆3茶匙（40～50毫升）。

制作方法

玻璃罐洗净、消毒方法参见菠萝酵素。

将青木瓜洗净（方法参见菠萝酵素），去子，留皮切片。切片时不可用金属刀具，要用木质或竹质刀具（只有制作木瓜酵素时才特别需用木质或竹质刀具），以避免木瓜酵素受破坏。

把准备好的青木瓜以层叠的方式一层一层地放入玻璃瓶内，淋上纯寡糖浆，再加入米醋。其他发酵技巧与制作方法与菠萝酵素相同。

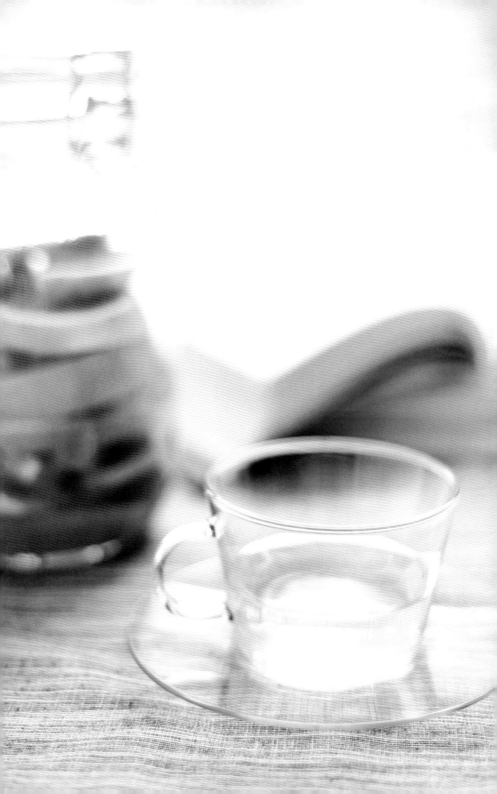

制作重点

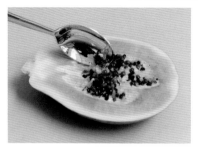

1. 青木瓜剖开，留皮去子。

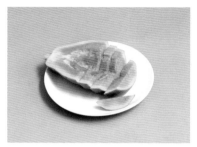

2. 用非金属刀子将木瓜切成块状。

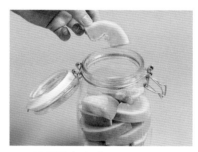

3. 一层层叠青木瓜。

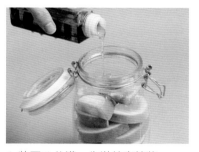

4. 装至八分满，先淋纯寡糖浆。

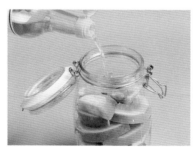

5. 再加入纯酿造米醋。

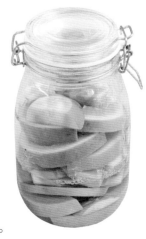

6. 完成后放置阴凉处待其发酵。

胡萝卜酵素

容器

干净玻璃罐1个（如制作原料10千克，需要约45升的瓶罐）。

干净大平盘1个（塑胶制作的便可，盘中有沥水孔才行）。

材料

有机胡萝卜5根（500克左右），普通大小有机柠檬3个，有机褐色冰糖200～500克（视口味而定）。

制作方法

玻璃罐洗净、消毒方法参见菠萝酵素。

把胡萝卜洗净（方法参见菠萝酵素），切小片，铺一层在瓶底。柠檬洗净切片，铺一层在胡萝卜上面，然后盖一层冰糖，再加上胡萝卜。重复以上做法。

瓶内只装八分满，开始发酵时瓶盖不要盖紧，四五天后打开瓶盖，检查没问题后再盖紧，置放于阴凉处30～40天即可饮用。

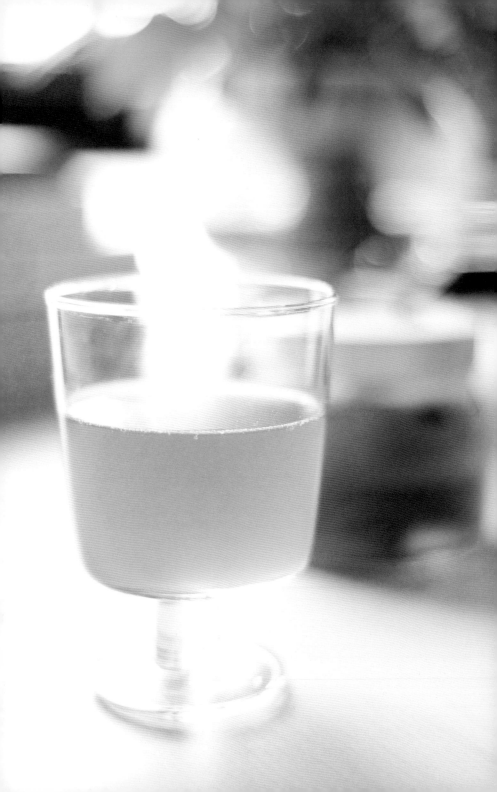

制作重点

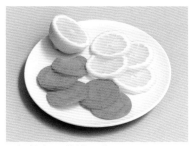

1.胡萝卜、柠檬切片。

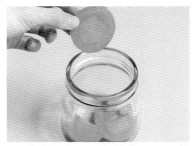

2. 玻璃瓶中一层胡萝卜，一层柠檬，一层糖。

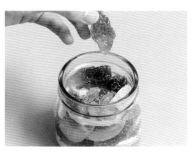

3.装至八分满，最上层为糖。

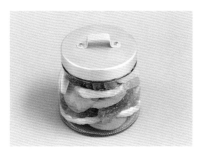

4.完成后放置阴凉处待其发酵。

多种材料酵素自制法

梨子猕猴桃酵素

容器

干净玻璃罐1个（如制作原料10千克，需要约45升的瓶罐）。

干净大平盘1个（塑胶制作的便可，盘中有沥水孔才行）。

材料

梨1个（200～300克），猕猴桃10个（约500克），普通大小的有机柠檬3个，砂糖200～500克（视口味而定）。

制作方法

玻璃罐洗净、消毒方法参见菠萝酵素。

梨和猕猴桃洗净（方法参见菠萝酵素），切片，在玻璃瓶底先铺一层梨和猕猴桃，再放切片柠檬，然后再撒上一层砂糖。

重复上述步骤至玻璃瓶八分满，在最上一层撒砂糖，将瓶口以保鲜纸膜或纱布覆盖，瓶口再绑以绳子或橡皮筋，但不密封。2周后就可饮用了。

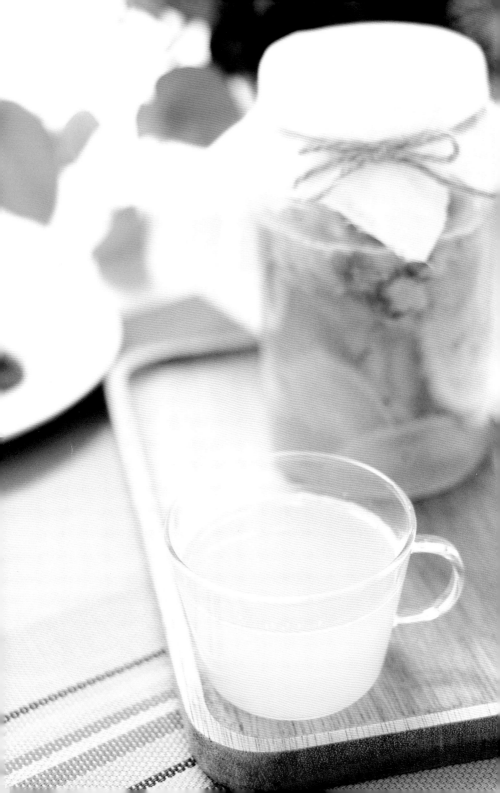

制作重点

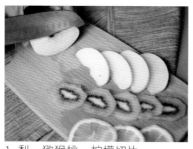

1. 梨、猕猴桃、柠檬切片。

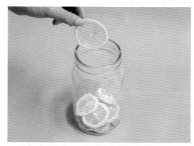

2. 玻璃瓶中一层梨和猕猴桃，一层柠檬，一层糖。

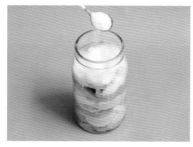

3. 装至八分满，最上层为糖。

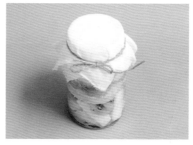

4. 完成后放置阴凉处待其发酵。

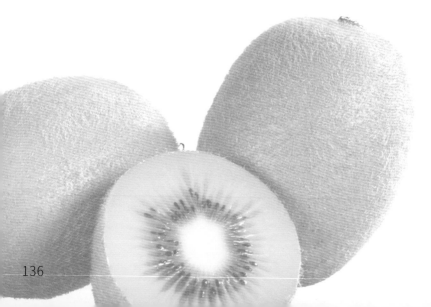

党参北芪红枣枸杞苹果酵素

容器

干净玻璃罐1个（8～10升）。

材料

党参50克，北芪20克，红枣50克，枸杞子50克，青苹果3个（约500克），纯寡糖浆3茶匙（160～200毫升）。

宜选购外形完美、避免受损的新鲜蔬果。为避免水果沾农药，可在洗净风干后去皮。选用有机蔬果更合适。

制作方法

玻璃罐洗净、消毒方法参见菠萝酵素。将红枣切开，党参及北芪剪小段，青苹果洗净晾干，切块后打成汁。把药材逐一放入瓶中，再将青苹果汁连渣倒入瓶中，加入纯寡糖浆至八分满，发酵30天。因党参、北芪属于根茎类药材，需要1个月时间才能完全发酵，产生功效，所以瓶口应以保鲜纸（或先盖上塑胶纸，即普通塑胶袋剪开）密封后再上盖。如用旋转式的瓶子，则不需使用保鲜纸。若发现糖分不足，可在2周内，在酵素尚在发酵活跃时加入砂糖。需要放置时间越久的酵素，应放入更多的糖，以免酵素变质发臭。

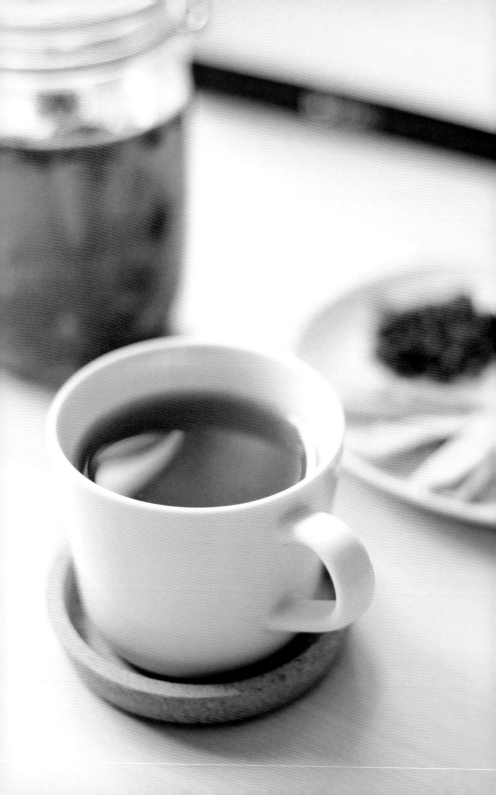

制作重点

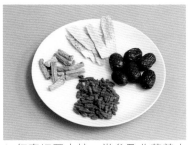

1. 红枣切开去核，党参及北芪剪小段。

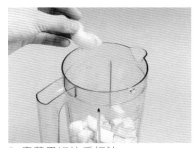

2. 青苹果切块后打汁。

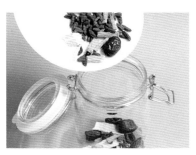

3. 药材逐一放入瓶中。

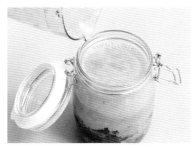

4. 再将苹果汁连渣倒入。

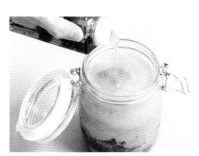

5. 加入纯寡糖浆。

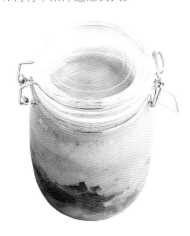

6. 完成后放置阴凉处待其发酵。

减肥酵素自制法

想减肥的人长期喝含酵素的果菜汁有很好的减肥效果，但需对症下药，也就是要由适当的材料来萃取才行。

减肥酵素可分成三类：

1. 适合全身肥胖者饮用。

全身肥胖者大多是运动量少、脂肪多、肌肉少、血糖高及血压高、水分多的人，因此以分解脂肪能力强的蔬果为主，如番茄西瓜汁、胡萝卜黄瓜猕猴桃汁。

2. 适合下半身肥胖者饮用。

下半身肥胖者，脂肪堆积在大腿及臀部，主要原因是胃不好，消化能力弱，所以需要帮助消化的淀粉酶蔬果，如鳄梨香瓜菠菜汁。

3. 适合局部肥胖者饮用。

这种人由于运动→吃太多→减肥的动作反复进行，导致筋肉间累积脂肪，造成蛋白质与脂肪堆积不匀，如有人小腿特粗，肌肉硬中带软就是此类人群。推荐菠萝猕猴桃汁、香蕉胡萝卜汁。

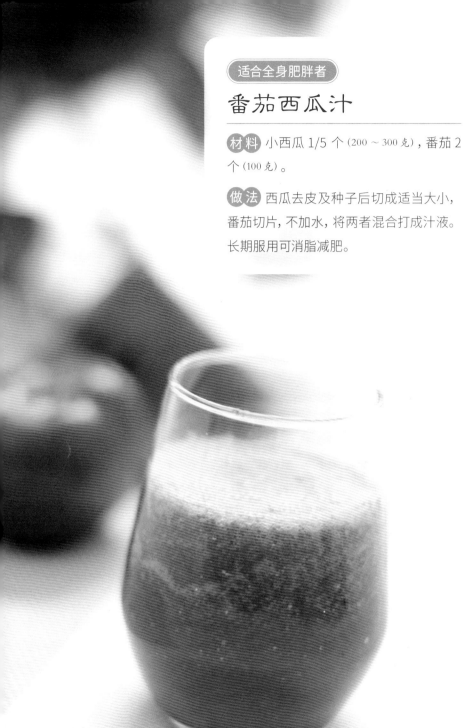

番茄西瓜汁

材料 小西瓜 1/5 个 (200～300 克)，番茄 2 个 (100 克)。

做法 西瓜去皮及种子后切成适当大小，番茄切片，不加水，将两者混合打成汁液。长期服用可消脂减肥。

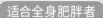

胡萝卜黄瓜猕猴桃汁

材料 中型黄瓜 1 条（约 100 克，不去皮），
胡萝卜 1 块（厚 5～6 厘米，约 200 克，不去皮），
猕猴桃 1/2 个（约 20 克）。

做法 猕猴桃先去皮，再将上述材料切成
适当大小，不加水，打成汁液即可食用。

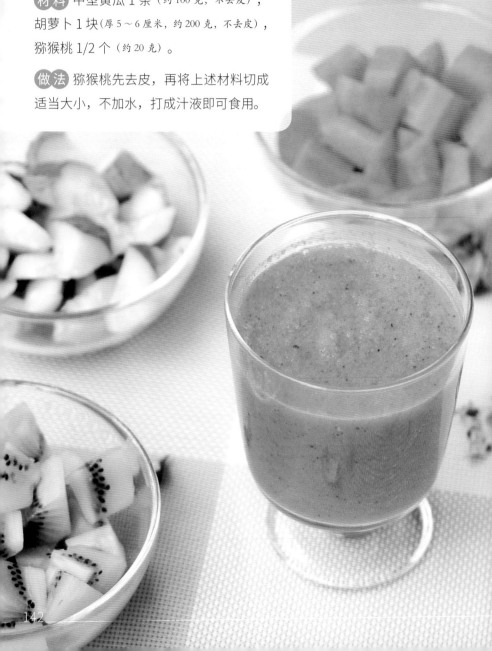

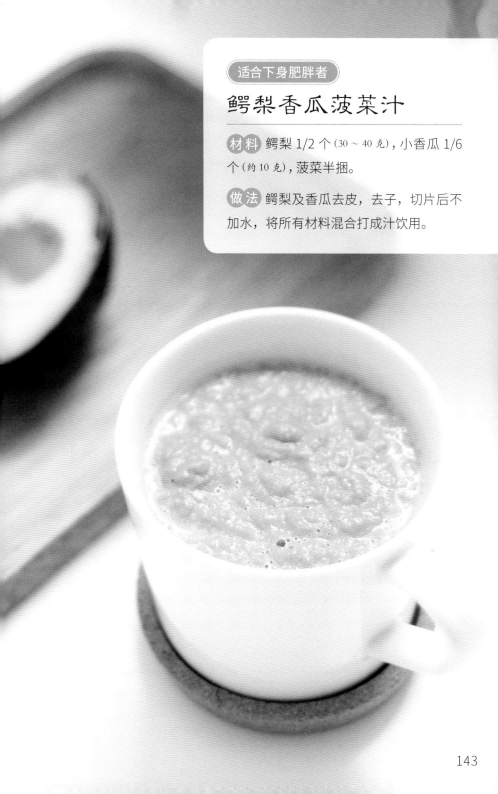

鳄梨香瓜菠菜汁

材料 鳄梨 1/2 个 (30 ~ 40 克)，小香瓜 1/6 个 (约 10 克)，菠菜半捆。

做法 鳄梨及香瓜去皮，去子，切片后不加水，将所有材料混合打成汁饮用。

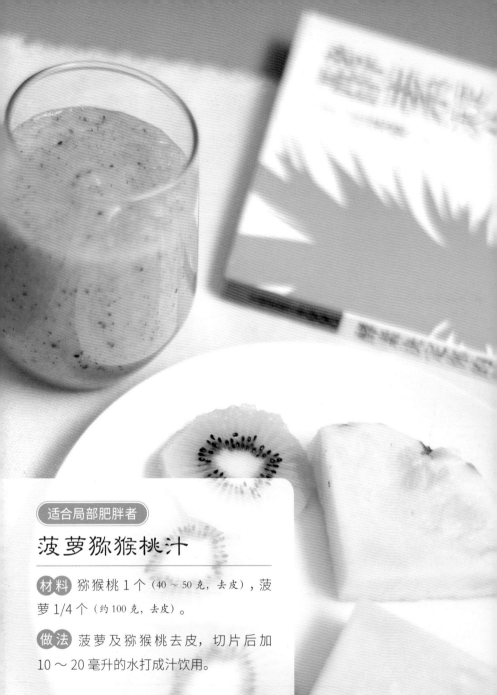

菠萝猕猴桃汁

材料 猕猴桃 1 个（40 ～ 50 克，去皮），菠萝 1/4 个（约 100 克，去皮）。

做法 菠萝及猕猴桃去皮，切片后加 10 ～ 20 毫升的水打成汁饮用。

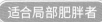

适合局部肥胖者

香蕉胡萝卜汁

材料 香蕉 1 根（10 ~ 15 克，去皮），胡萝卜 1 条（50 ~ 100 克，不去皮）。

做法 加 10 ~ 20 毫升的水打成汁饮用。

回春水——小麦酵素自制法

　　小麦酵素是利用小麦种子发芽时所诱导产生的各种酵素与丰富的营养成分综合而成，长期饮用可抗衰老，具有回春功能，所以又称回春水。

　　回春水的保健效果非常好，对于逆龄、抗衰老、增强抵抗力有出其不意的作用，是理想的家庭饮品。

　　小麦分春麦和冬麦两种，春麦糖分较高，发酵快；冬麦矿物质含量高，营养较好，但发酵慢一点。两者各有所长，任选一种即可。刚买回来没有处理过的小麦，以有机农场种出的最好。

材料

小麦 1 杯（约 200 克，可制得 4 杯回春水）。

制作方法

将小麦洗净，放在玻璃瓶或瓷碗里泡水过夜。注意，水要用过滤水，自来水的污染物太多，会阻碍小麦发芽和发酵的过程。做回春水失败（如发臭）的大部分原因，就是因为水质有问题。第二天将水倒掉，用盖子或碟子轻轻覆盖碗口，让小麦发芽 2 天（芽长度大约 1 厘米），然后加入 2 倍的水（即 1 杯小麦芽放 2 杯水），放在 25℃左右室温下发酵，24 小时后即可饮用。此时再加 1 杯水，等 24 小时之后又可饮用。第 3 次再加 1 杯水，饮用之后，所剩小麦可当做发酵的原料或做堆肥。

注意事项

做回春水的理想温度是 25℃，太冷、太热都不行。气温太高时可缩短发酵时间，只泡 12 小时就可饮用。太冷的地方要用保温的方法来促进发酵，如把电灯放在盒子里，或用厚毯子盖着。

回春水的味道应该是清甜的，或许有点酸，但绝对没有臭味。如果小麦本身有问题，如经过放射处理或水质有污染，则不会自然发酵，反而会腐败。在这种情形下，只能做肥料，需另换小麦或重买过滤水、泉水等再做。

回春水里面不可加蜂蜜，因为蜂蜜糖分很高，会和回春水里的活酵母发酵，在胃里形成类似啤酒的东西，所以最好不要加任何高糖分的调味品。

回春水的营养成分，除了小麦本身已有的维生素 E 外，还有维生素 C、加倍的 B 族维生素（包括维生素 B_{12} 在内）和酵素。一般认为，吃全素的人会缺乏维生素 B_{12}，只有动物食品中才有维生素 B_{12}。

制作重点

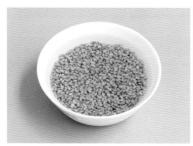

1. 将小麦洗净泡水。

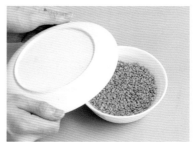

2. 第二天将水倒掉，用盖子或碟子轻轻覆盖碗口，让小麦发芽。

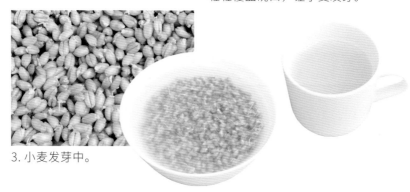

3. 小麦发芽中。

4. 待芽长环境下1厘米，加入2倍的水，放在室温25℃左右发酵，24小时后即可饮用。

发芽米及糙米酵素自制法

糙米酵素不但营养丰富，还有改善便秘、使皮肤光滑的作用，并具有缓解肩膀酸痛的功效。

发芽米

将有机糙米用过滤水清洗2～3遍后，加水至超过糙米，浸泡约3小时，放入容器后以湿布盖住，在40℃左右环境中大约催芽15小时，即可得到含大量酵素的发芽米。

将糙米放入电饭锅中，加入比正常煮饭多一点的水再进行蒸煮，煮熟后维持在保温状态。然后每天一次上下翻搅混合，3天后即可开始食用，每天一两次当正餐吃。若要冷冻保存也可以，但解冻时需自然解冻，经高温蒸煮后，大部分酵素被破坏，但酵素分解原料所得到的容易被人体吸收的营养成分，如低分子蛋白及寡糖等含量很多。

制作重点

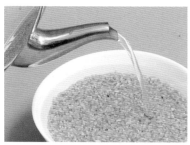

1. 用过滤水洗净有机糙米。

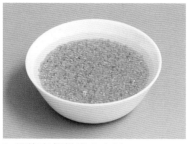

2. 浸泡有机糙米 3 小时。

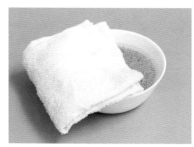

3. 盖上湿布催芽。

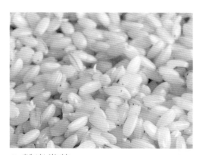

4. 糙米发芽。

糙米酵素

材料

糙米 500 克，红小豆 50 克左右，天然盐 1 小勺。

制作方法

将以上 3 种材料放入容器中，加过滤水至糙米可以完全浸泡的程度，然后以每圈 2 秒的速度，将糙米以顺时针方向旋转清洗 8 分钟，此动作非常重要，可决定糙米酵素制作成功与否。

按能量医学的观点，向右旋转会将气及对人体有利的能量加入其中。若是逆时针方向旋转或省去此项动作，则难以发酵，甚至会导致原料腐败。

将材料放入电饭锅中，加入比正常多一点的水进行蒸煮，煮熟后维持在保温状态，每天一次翻搅混合，3 天后即可开始食用。

制作重点

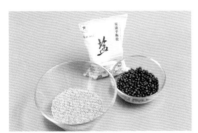

1. 准备材料: 糙米、红小豆、天然盐。

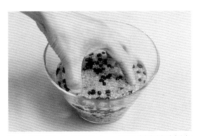

2. 材料混合后加水，顺时针旋转清洗糙米。

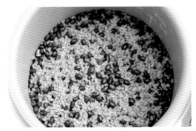

3. 放入电饭锅里煮熟。

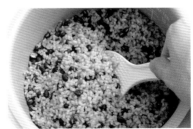

4. 一天翻搅一次，3 天即完成。

黑醋酵素自制法

　　这是利用某些酵素在酸性环境中会活化的原理制作的酵素。使用的黑醋必须是纯酿造 1 年以上的，里面含有丰富的氨基酸及柠檬酸等，以此黑醋为基底，可得到超级黑醋酵素产品。

　　做好的黑醋酵素可直接稀释饮用，也可淋在生菜沙拉上，或与酱油混合当蘸料用。长期饮用黑醋酵素对健康有益，这是古代中国养生修道者长寿的秘诀之一。

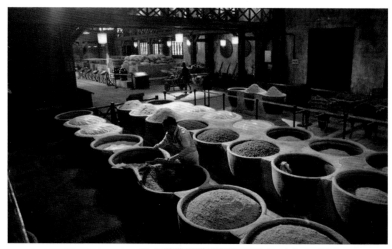

酿造黑醋的场景

材料

黑醋 350 毫升，梅干 2 个，湿海带 2 片（5 厘米长），辣椒 2 个，生姜 2 片。

制作方法

将以上材料放入干净、适当大小的瓶中，再倒入黑醋，放置在阴凉处，浸渍 1～2 天即可。

制作重点

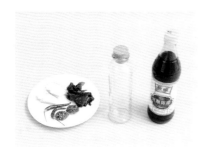

1. 准备材料：黑醋、梅干、湿海带、辣椒、生姜、玻璃瓶。

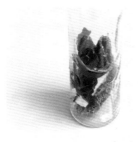

2. 材料置入瓶中。

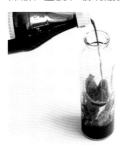

3. 加入黑醋。

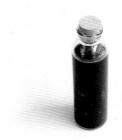

4. 浸泡 1~2 天即可饮用。

加水酵素自制法

材料

　　水果 500 克、糖 500 克、水 1200 毫升、活性乳酸菌或克菲尔益生菌 2 包（4克）、玻璃容器 1 只。

　　可制作的原料有菠萝、玫瑰茄、青梅、苹果、南瓜、猕猴桃、青木瓜、葡萄、番茄、金橘、柠檬、甜桃、橙子、桑葚、荔枝、龙眼、柚子、葡萄柚、杨桃。若要做多种水果酵素，材料则依比例调整即可。

制作方法

　　糖加水 1200 毫升煮沸，待凉备用（糖度控制在 30%～ 35%）。水果去皮、去子（去除不可食用部分），加入部分糖水，以果汁机搅碎。玻璃容器洗净晾干后，放入所有材料，拌匀，瓶口不可旋紧，静置发酵约 1 个月即可食用。

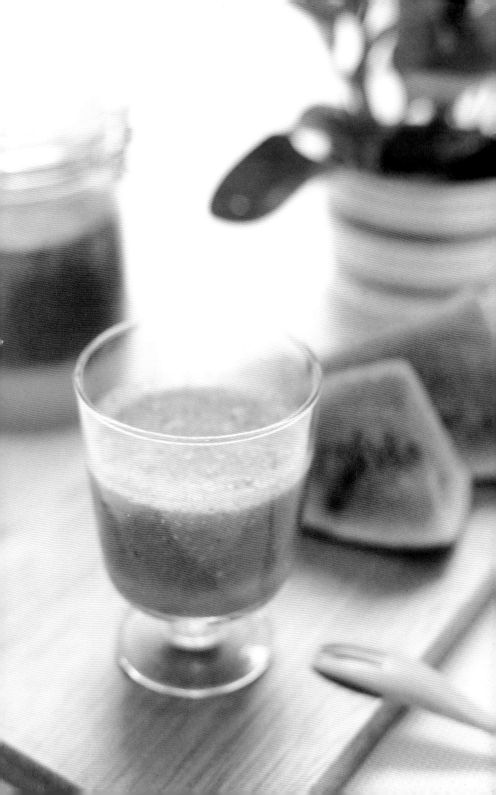

制作重点

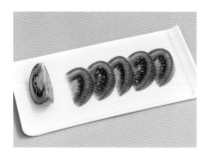

1. 将番茄切成块。

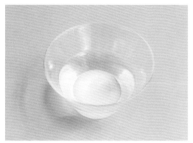

2. 备一份白水。

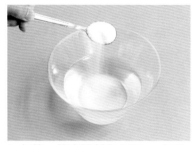

3. 加糖，糖度控制在 30% ～ 35%，煮沸待凉备用。

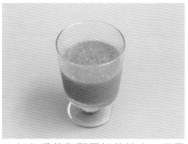

4. 加入番茄和配置好的糖水，用果汁机搅碎。

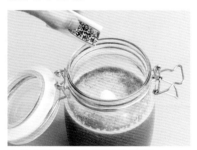

5. 往容器里倒入活性乳酸菌。

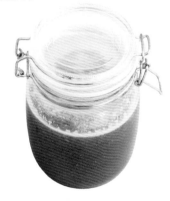

6. 静置发酵约 1 个月即可食用。

酵素面膜自制法

酵素具有分解作用，可消除皮肤的污垢，促进皮肤新生，适合护理暗疮皮肤。

材料

面粉（约 100 克，高筋、中筋或低筋均可），上述自制的黑醋酵素加 柠檬汁少许。

制作方法

将上述材料搅匀后，敷在脸上 10 ～ 15 分钟，用化妆棉蘸冷水清除面膜。再用柔软的干毛巾将脸部的水分吸干，拍上消炎化妆水。有必要的话，再涂上暗疮用的面霜，每周做一两次即可见效。

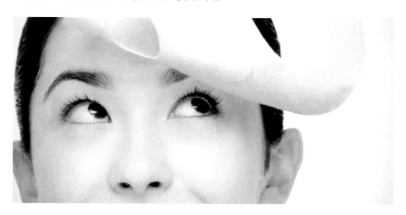

制作重点

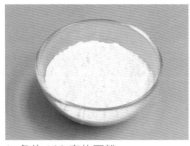

1. 备约 100 克的面粉。

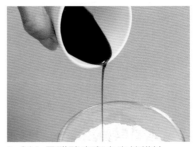

2. 倒入黑醋酵素和少许柠檬汁。

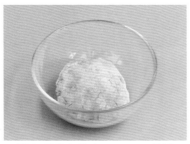

3. 搅匀后敷在脸上 10 ～ 15 分钟，
然后清除面膜。

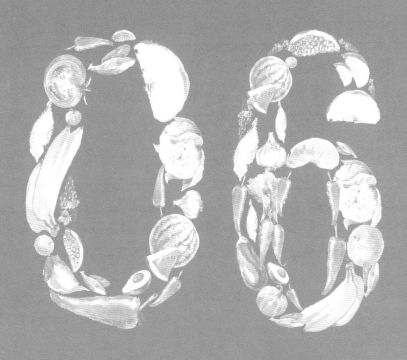

/ 第六章 /

关于酵素的
问与答

Q：市面上销售的酵素原汁到底是啥做的？

A：市面上所贩售的酵素原汁的成分，约有一半是来自原料蔬菜、水果的水分，另一半是外加的糖。极小部分是酵母、有益细菌、食用霉菌、蛋白质、脂肪、矿物质及维生素等。

酵素原汁的酵素复合度依制造原料种类的多少而有不同。家庭自制的酵素原汁，材料种类较少，复合度也不高，但是仍有各种功效。

市面上液状酵素产品的材料大都是以蔬菜和水果为中心的，再加上中草药、海藻、树汁等。原则上，种类越多，药效越高，有效性的范围也越广。

酵素原汁是发酵而成的，也就是微生物分解原料中的有机物。此处的微生物就是酵母。再配合温度、湿度、光线、空气中的各种因素，经由酒精及醋酸发酵，转化为糖而产生酵素。他们的特点是：

1.气味——甜中带酸。这种带有馊的酸味来自于发酵反应，并根据制作方法、材料的不同而有所差异，但基本上类似。自制的酵素原汁，酸味没有那么重。那是因为原料、发酵过程与工业大量生产不同，所含的酵素种类也比较少。

2.味道——甜而略带土味是其特征。 甜度根据不同生产厂商而不同，只是适不适合消费者口味而已，并不影响品质。

Q：服用酵素补充食品有什么好处?

A：服用酵素补充食品有诸多好处：

1.增加精力，提高生命力，提升人体的消化能力，增强人体代谢，使人每天元气十足。

2.协助推动组织内的解毒、排泄功能。由于酵素能强化血液循环，可使残留在体内的食物残留物排出。

3.抗衰老。酵素水平就是生命力，借着补充酵素食品，可以延长寿命，恢复性功能。

4.使体重正常化。尤其可以使肥胖的人减重，使瘦子增胖。

5.改善炎症。酵素补充食品会破坏病原菌，如病原病毒及细菌外壳，因此能改善炎症。

6.活化血液循环，增加红细胞和白细胞活性，使血液更干净健康。

7.强化免疫系统。提升人体免疫力,使人不易感冒。

8.促进人体对维生素及矿物质的吸收。由于酵素能提高消化能力,因此能完全吸收必需的营养素。

9.抗癌作用。科学研究已经明确指出,酵素可以破坏癌细胞的细胞膜,并且可以阻止癌细胞转移时要进行的分裂,加上对免疫系统的强化作用,对癌症的预防和治疗来说很有功效。

Q: 怎样的市售酵素产品是好的?

A: 优质的酵素来自原料素材的多样性、均衡性,以及发酵技术的严整性、有效性,重视各个生产环节。有些品牌的酵素,虽美其名为酵素,实乃数种物质之混合液。有醋制品添加甜味剂、香料者,也有水果汁液与酸剂、中药之混合者,更有水果醋与胶状物之黏稠性结合者。

若是无法从原料中萃取酵素,或不是从发酵过程中获得的微生物酵素,那么这些混合液往往只是醋或果汁的衍生物罢了!

一般我们在选择市售酵素产品时可以按照以下法则：

1.生产厂家必须取得国家卫生部门审核许可。

2.由合法的专业酵素工厂生产。

3.产品具高度活性，在加工制作过程中环境温度超过40℃。

4.产品活性稳定，以生化科技进行保护，在贮藏期间活性稳定，不易受外界环境影响。

5.在人体胃液酸性环境下，产品能保持较长时间的活性。

6.可同时与其他天然抗氧化活性物质结合，并受到保护，可提高功效。

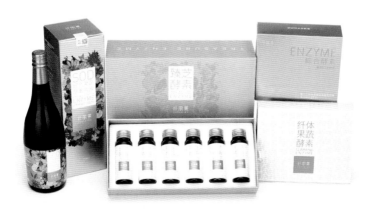

图片由浙江颜惜商贸有限公司提供（纤丽菓酵素）

工业生产酵素的特点

工业生产酵素，基因工程是其主流。

应用工业流程生产的酵素为工业酵素，其应用特点为操作规模大，使用范围广，品质不需要太精纯。80%的工业酵素由土壤里的微生物而来，而单一微生物内即可能含有超过1000多种酵素，需要经过特别的方法来筛选出最合适的微生物。

几个世纪以来，酵素早已以工业规模生产，应用在酿造、烘焙、医药方面，制造技术也愈来愈精巧复杂。传统的酵素生产包括如下步骤：从自然界筛选需要的菌株，进一步借由人工突变的方式改良菌种，以增加酵素的单位产量、纯度；找寻适宜菌体生长、酵素生长及酵素生产的培养基与培养环境，并利用改良过的菌株以发酵法来大量生产；最后经过离心或过滤等程序去除菌体和残渣，再以澄清、浓缩、稳定菌液的形式制备酵素。

Q：睡眠不足会影响酵素作用吗？

A：从酵素生化学观点来看，睡眠时间是代谢进行的时段，也是酵素生产的时段。打个比喻来说，就是"充电"的时间。全身所有脏器、骨骼等的检查和修补，以及把废物清除,旧的东西换成好的或新的，这一作业流程就是代谢。这项工作在苏醒状态是无法好好进行的，连续几天睡眠不足的话，代谢就无法完全进行，会引发头痛、肩颈酸痛、腰痛等各种疾病。眼睛有黑眼圈也是代谢不良显现的症状之一。睡眠不足可以说是有百害而无一利，酵素生产和代谢进行的时段，就应该好好地睡觉，这也是养生的重要秘诀。

Q：为何小孩更需要补充酵素？

A：一般而言，炎症是指人体对于入侵的感染病原体以及抗原所产生的一种反应。简单地说，就是当体内组织、器官、系统受到伤害，或有异物入侵时，体内的防御机制起而对抗，设法将入侵物质消灭，由此而产生的一连串的过程，就是炎症反应。孩子抵抗力较弱，所以在生病发热时，免疫系统需要大量酵素来帮助身体排除异物或病菌。因此，让孩子多多补充酵素是最佳的营养供给方式。

Q：食用酵素对人体会有副作用及不良影响吗？

A：现代医学对药的分类很谨慎，并有一个专有名词。满足以下条件的药被称为机能调整剂：①无毒性；②不是作用于特定脏器的；③具有使生物机能正常化的作用。

具体来说，第一项是没有副作用，第二项是对全身起作用，第三项是提高身体的机能。也就是说，使得人体本来就具有的自然疗愈力恢复并发挥功能。

服用机能调整剂以后，体内的机能开始受到调节，有问题的部位渐渐转变。在这个时候，由于人体长期处于一种病态，各种不适已习惯，而一旦发生变化，就会产生一种不舒服的感觉，引起轻微的拒绝抵抗现象。其实只要过了这个时期，一切都会变好。因此，这种反应是身体好转的信号，也是身体康复的分歧点。

酵素就是一种机能调整剂，它与一般药品的作用机制完全不同，没有副作用，可以长期服用。临床科学试验证实，在6个月期间，每天服用600毫升酵素原汁，对医学上难治的病症也有改善甚至完全治愈的效果，而且完全没有副作用。

但是，由于每个人先天遗传基因不同，个体的差异非常大。某些人对于植物性复合酵素会有过敏现象，服用酵素之后身体状况可能会发生变化，这是与副作用极为类似的好转反应，又称为瞑眩反应，是身体朝好的方面转变所呈现的短暂、过渡现象，有些人可能会有一段时间出现不舒服的感觉，但绝不是副作用。此外，反应程度与频率均很轻微，1000个人当中只有20～30个人有此现象。

Q：肥胖者营养已经过剩了，还需要补充酵素吗？

A：心血管疾病一直居中国人十大死亡病因之首，其危险因素有高血压、高血脂、高胆固醇、空腹血糖过高、血液中胰岛素过高等，而肥胖更是其中之一，而且是主要的危险因素。因为肥胖会影响循环系统与凝血系统，增加心血管疾病的发病风险。一些过度肥胖者，由于压力过大或者暴饮暴食，更会造成免疫力快速下降，以及为了减肥而控制所进食的热量，造成营养失衡、免疫力下降等不良后果。酵素具有预防心血管疾病的作用，可提升免疫力，因此可以说是肥胖者的很好营养补给品。

Q：由压力引起的疾病，吃酵素有用吗？

A：短暂的压力，可以提升人体的免疫力。但若是长期承受压力而没有舒缓调节，便有可能导致心血管疾病及代谢疾病的发生，从而降低免疫力。

由压力引起的疾病最明显的症状是肥胖、糖尿病、免疫功能下降、动脉硬化、血压升高、冠状动脉疾病、心肌梗死等。此类症状的发生，更是与血栓与炎性反应成正相关。而酵素具有抗炎、溶解血栓、溶解胆固醇斑块的作用，因此不但能减缓症状，更具有预防心血管及脑部疾病的功效。

同时，在长期压力下，人体免疫功能低下，这些变化使自然"杀手细胞"功能下降、细胞吞噬作用下降、抗体制造功能下降与产生数量减少等等，而酵素具有增强免疫力的作用，对于现今人类的健康维护具有极大的功效。

Q：酵素的补充有没有年龄限制?生病时应不应该限制?

A：从1957年以来，酵素被广泛使用，不论是美国、英国、德国、日本、俄罗斯、意大利、韩国，还是中国的台湾省，已经发表的酵素相关论文有数百篇之多，甚至在国际一流的医学期刊上，均高度肯定这项天然的营养品的保健效果。"酵素决定寿命"一说，更是近年来研究证实的生物医学界的大震撼。

酵素不仅是维持生命的根本，更是生命的原形。自然界中，从植物开花、结果、落叶、腐化，到动物的消化、吸收过程，无一不是酵素在发挥作用。如果酵素失常，那么消化、解毒功能都将停摆。因此，每一个生命体都应当依其所能维持生命延续的营养需求来补充酵素，方能身心健康，延年益寿。

人体在生病发热时，免疫系统需要大量酵素来帮助身体排除异物或病菌。因为酵素具有直接消炎作用（减缓炎性反应）、间接消炎作用（抑制炎性反应）及去除自由基作用（减轻细胞的毒性作用），是很好的营养供应良方。

Q：单一酵素与综合酵素的功能有何区别？

A：细胞吸收新鲜营养素，排泄陈旧废物的过程叫新陈代谢。在这个过程中，有一个重要的催化者，那就是酵素系统。生命的存在是借着体内的代谢反应不断地运作而维系着的。当新陈代谢系统停顿或不正常时，我们就会感觉不舒服、疲倦。

人体内的酵素有成千上万种，每一项新陈代谢都有其专属的酵素以应需求。酵素对温度极为敏感，当人体发热、体温上升时，酵素就会受到破坏，使人们呈现倦怠、有气无力的状况，严重者连意识都会变得模糊。

在酵素的命名发展史中，最先是在酵素作用的基质名称后面加上酵素来命名的。因此，我们常听到的一些消化酵素，例如淀粉酵素、蛋白质酵素与脂肪酵素，指的就是酵素所作用的特定对象。后来才慢慢进展到以酵素所催化的化学反应类型来命名，例如与老化有关的超氧化歧化酶（SOD），就是一种抗氧化能力很强的酵素，被用来协助消除对人体有害的过氧化物——自由基。

天然食物是由许多营养成分集合而成的，为了使食物中的营养素能释放出来，供给人体吸收利用，食物要先经过咀嚼的程序变成碎块，以方便消化酵素进一步作用。由于吃熟食的习惯，人体无法利用食物中原有的酵素，因此必须由人体自行分泌。但随着年龄的增长，人体分泌酵素的能力会逐渐下降，因此许多老年人会出现消化不良的问题。多吃生的蔬菜、水果，除了能补充碳水化合物、维生素、矿物质之外，还可补充酵素来降低消化系统的负担。

在分解酵素中，蛋白质酵素是最受人们重视的。人体的肌肉，不是直接由我们所吃的牛排、鸡肉、禽蛋组成的，而是通过蛋白质酵素将蛋白质分解成氨基酸，在人体内重组而来。蛋白质酵素像是一把刀子，将蛋白质切割成我们可吸收的小分子，就好像我们吃牛排需要牛排刀一样。常见的木瓜与凤梨中，含有丰富的蛋白质酵素，可是我们无法每餐都吃木瓜和凤梨，此时一些替代性的商业产品就应运而生，木瓜酵素、凤梨酵素就是最好的代表。

全方位的酵素产品应包括可分解蛋白质、碳水化合物、脂肪三大营养素的酵素，最好还含有其他酵素，例如抗氧化酵素，这才是对于一般人保健而言最佳的选择。若仅食用单一酵素，是无法提供分解各类食物所需的酵素的。在发酵工业发达的日本与中国台湾，都有液态的综合酵素产品上市，不仅食用方便，也十分符合食补、食疗的精神。

Q：自由基是什么？酵素如何对抗自由基？

A：自由基，就是带有一个单独不成对的电子的原子、分子或离子，可能在人体的任何部位产生。

这些较活泼、带有不成对电子的自由基性质不稳定，具有抢夺其他物质的电子，使自己原本不成对的电子变得成对，也就是成为较稳定的特性；而被抢走电子的物质也可能变得不稳定，会再去抢夺其他物质的电子，于是产生一连串的连锁反应，造成这些被抢夺物质遭到破坏。人体的老化和疾病，极可能就是从这个时候开始的。尤其是位居十大死因之首的癌症，其罪魁祸首可能就是自由基过剩。

人体内有数种自行制造的抗氧化酶，是人体对抗自由基的第一道防线，它们可以利用氧化还原作用将过氧化物转换为毒害较低或无害的物质。包括超氧化歧化酶（简称SOD）、谷胱甘肽过氧化酶（简称GSH-PX）和过氧化氢酶等。

SOD是一种酵素，能去除多余的自由基，也是一种酵素型抗氧化剂。有研究指出，乌龟之所以长寿，可能是由于其体内SOD含量较多的缘故。在食物当中，如大豆、芝麻与谷物胚芽中（如发芽米、小麦胚芽等）均含有丰富的SOD。若是综合酵素产品中含有SOD的话，对人体去除自由基便有很大帮助。目前市场上也有将SOD以生物技术方法制成的产品。

GSH-PX则是另一种酵素型抗氧化剂，能去除过剩自由基，此酵素可与过氧化氢酶互相搭配，将过剩自由基完全清除。目前市场上也有这两种酵素以生物技术法生产成的单一酵素产品。

SOD是一种大分子化合物，人体肠胃较不易吸收，除非打针。如果要口服的话，必须另外寻找类似SOD的化合物，也就是本质并非酵素但却有SOD功能的物质，称之为类SOD物质。

类SOD物质的生产均采用生物技术方法产生，由豆类、蔬菜、天然草本植物、菇类以及树皮中抽取、发酵而得，如灵芝、香菇、大豆、松树皮、葡萄子、红柳等。从以上这些物质中提取的类SOD物质分子较小，容易被人体吸收，在人体停留时间也较久，能发挥去除自由基的功效。

因此，综合酵素产品若能以这些天然植物为原料的话，产品就会有SOD功能，可达到抗老化、防衰老的目的。

Q：补充酵素的同时，也要补充维生素吗？

A：酵素在推动生物化学反应工作时，需要有助手来共同完成，这些助手称为辅酶（辅酵素）。我们日常生活中需要许多微量元素（如：锌、镁、铁等）以及维生素，其实它们也起到了协助酵素的功能，称为辅因子。

以常见的矿物质与维生素为例：许多矿物质可用于酵素活化因子，羧肽酶的锌直接关联酵素活性的呈现；脂肪酶的钙维持酵素呈现活性所必要的立体构造，间接参与活性呈现；而维生素除本身的营养素成分之外，还含有促进体内多种化学反应的成分。因此，维生素和矿物质皆可发挥辅助酵素的功能。

酵素的主要成分为蛋白质。不过除了蛋白质之外，许多酵素也含有维生素、矿物质等其他物质。不论是本身已经具备或是需借助外在补充，大部分酵素都需要矿物质、维生素等营养素的辅助，才能完成各种任务。以加水分解酵素为例，必须有B族维生素、维生素C等水溶性维生素及矿物质等的辅助，才能顺利运作。

营养素转化为热量的过程也是如此。在第一阶段的反应中，去氢酵素会将物质中的氢去除，此时，一种名为烟酰胺的维生素成分就会发挥辅助酵素的作用。在搬运氢分子的第二阶段中，维生素B_2便会参与作用。矿物质也是如此，铁、镁、钙等物质对新陈代谢及各种酵素的活性化也深具影响力。

因此，维生素和矿物质，可说是酵素进行各种作用时不可欠缺的帮手，这也是服用维生素能达到消除疲劳、促进全身活化的原因之一。虽然维生素具有如此惊人的功效，我们仍建议大家最好能从日常饮食中摄取天然维生素，而非仰赖人工维生素的补充。

Q：酵素能降低胆固醇吗？

A：胆固醇过高容易引起心血管疾病，而分解胆固醇并使之成为有用物质，先决的条件就是在血液中要有充足的酵素，将胆固醇分解成游离状态，从而被人体吸收利用。否则，胆固醇就会沉积在血管壁，造成血管硬化。一般人都将胆固醇视为无形的杀手，甚至不敢吃含有胆固醇的食物，这种因噎废食的做法是不对的。为了消除这种恐惧，平时补充酵素是绝对必要的，因为酵素可以轻易地将大家认为有害的物质变成有益人体的物质。

经常食用酵素的人，性功能也会有明显的提升，这就是酵素将血液中的胆固醇大量分离，转化成人体激素的一个明证。

综合性天然植物酵素对预防心血管疾病的作用原理，主要是溶解血栓及动脉壁上的胆固醇斑块，若配合其他降胆固醇药物或保健食品，则更能降低胆固醇在血液中的含量。